朝日新書
Asahi Shinsho 767

人類対新型ウイルス

私たちはこうしてコロナに勝つ

トム・クイン
日本語版補遺 塚﨑朝子
山田美明　荒川邦子 訳

JN049087

朝日新聞出版

FLU: A SOCIAL HISTORY OF INFLUENZA by Tom Quinn
Copyright ©2008 New Holland Publishers (UK) Ltd.
Japanese translation rights arranged directly with the Author through
Tuttle-Mori Agency, Inc., Tokyo

はじめに

人類とウイルスの戦いは、人類が定住生活を始めた太古より果てしなく続いてきた。

1918年のインフルエンザウイルスによる過去最悪のパンデミック、いわゆるスペイン風邪では、世界全体で死者5000万人以上とさえいわれる。そして、いま「第二次世界大戦以降例のない難局」ともいう、新型コロナウイルス感染症（COVID-19）によるパンデミックが世界を覆っている。

本書は、社会史研究家でもある英国人ジャーナリストのトム・クイン氏が、絶えず変異し何度も人類に挑みかかってくる強敵ウイルスとの何千年にもわたる攻防史を克明に追い、予想される世界的な混乱への処方箋を提起する。

この本の前書（『人類対インフルエンザ』）は2010年1月に朝日新書の一冊として刊行された。ちょうど新型インフルエンザの豚インフルエンザがパンデミック化し若者を中心に犠牲者を出した直後だった。今回の再刊行では割愛した「日本語版序」で、著者は、ウイルス封じ込めについてメディアや各国政府の発表が「どこか現状を楽観視するような雰囲気がある」として、予言的にこう警告している。

〈…スペイン風邪の時も第1波が去ると、誰もがこれで流行のピークは過ぎたと思った。ウイルスがしばらくなりをひそめている間に変異し、〝毒性〟を高めていることなど知る由もなかった。そして第2波が襲ってきた。不意をつかれた政府が事の重大さを理解した時には、すでに手遅れだった。恐るべき破壊力を備えたウイルスが誰彼構わず襲いかかり、瞬く間におびただしい数の人命を奪っていった。…〉

〈…そうなった時にどれくらいの死者が発生するか推測するのは難しいが、少なくとも全世界で何百万単位の犠牲者が出るのではないだろうか。おびただしい数の死者が出るばかりではない。各国の企業や組織、さらには国際機関の機能が麻痺することも考えられる。

日本やヨーロッパ、アメリカなどの大企業は、主要スタッフを含む多くの従業員が働けなくなり、もはや維持・運営ができなくなってしまうかもしれない。同様に、保健医療当局を含む政府機関や各省庁も、対応能力が著しくそこなわれる恐れがある。…〉

豚インフルエンザでは幸いそういう悲劇は訪れなかったが、はからずも10年後、牙を剝いた新型コロナウイルスが人類をパンデミックに陥れている。いまこそ我々は人類対新型ウイルスの歴史に学ぶ時ではないか。

今回の刊行に際し、医学・医療分野に精通するジャーナリストの塚﨑朝子さんに、日本語版補遺として、「補章 新型コロナウイルスに立ち向かう」を執筆いただいた。

（編集部）

目次

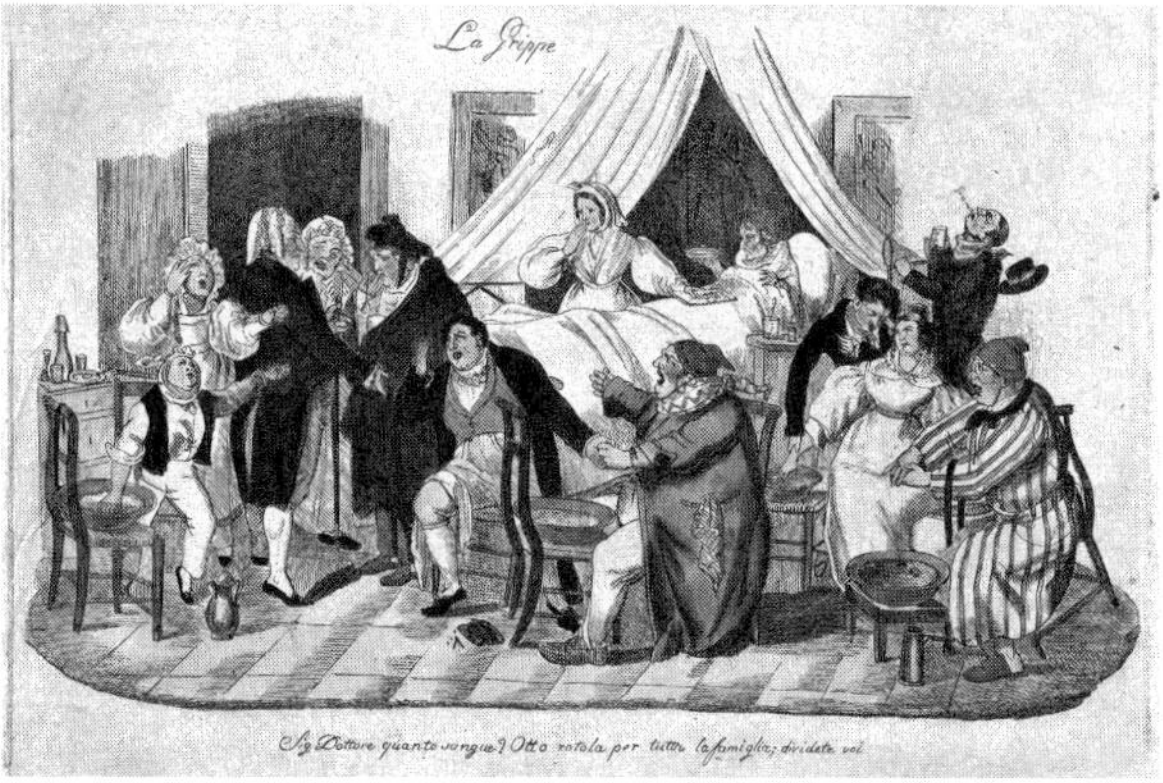

©Wellcome Library, London

インフルエンザ治療のために放血（体内から血液を抜き取る）をしてもらっている人々。18世紀イタリアの版画。当時放血はほとんどの病気に効くとされ、1918年のスペイン風邪に至るまで、インフルエンザが流行するたびに広く行われていた（第３章、４章参照）

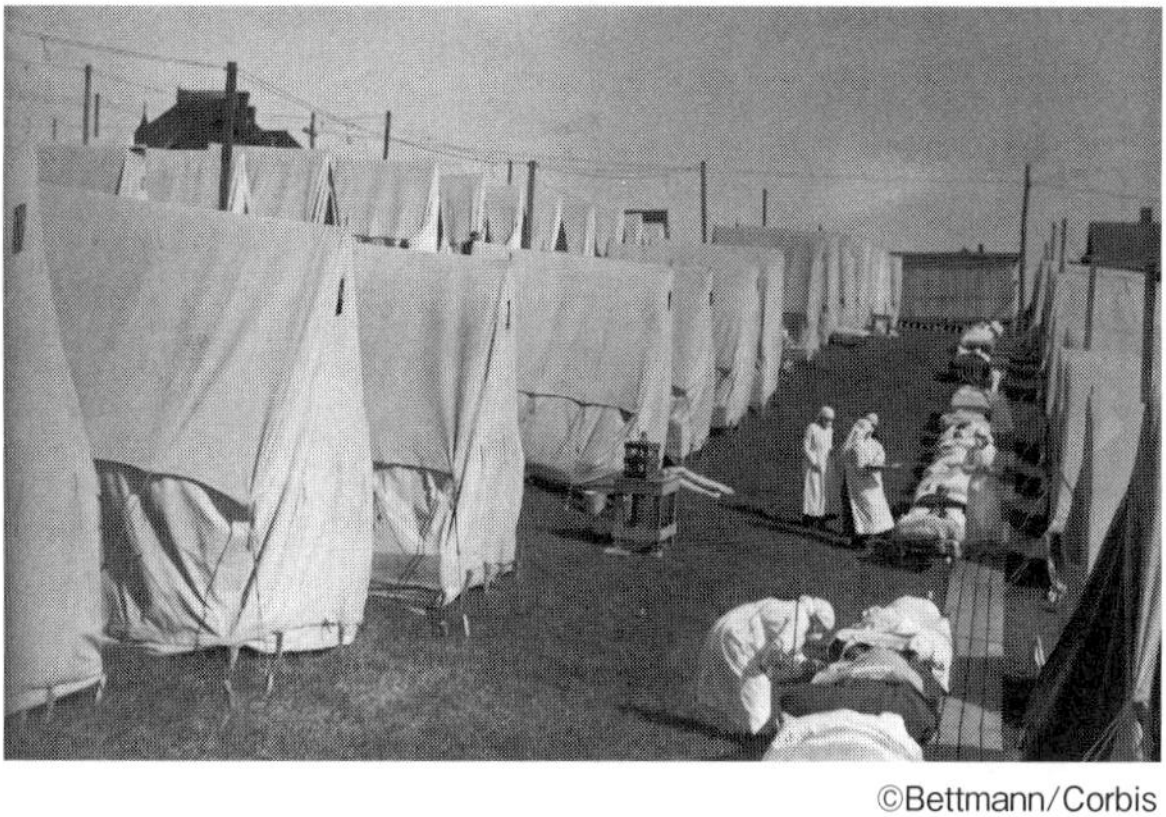

©Bettmann/Corbis

アメリカのローレンスに設置されたインフルエンザ患者用の屋外収容施設。猛威を振るうスペイン風邪を前に、わらにもすがる思いだった医師の様子がわかる。患者は外気に当てられているが、このような治療法が必ずしも効果があったとは言えない＝1918年10月18日撮影（第５章参照）

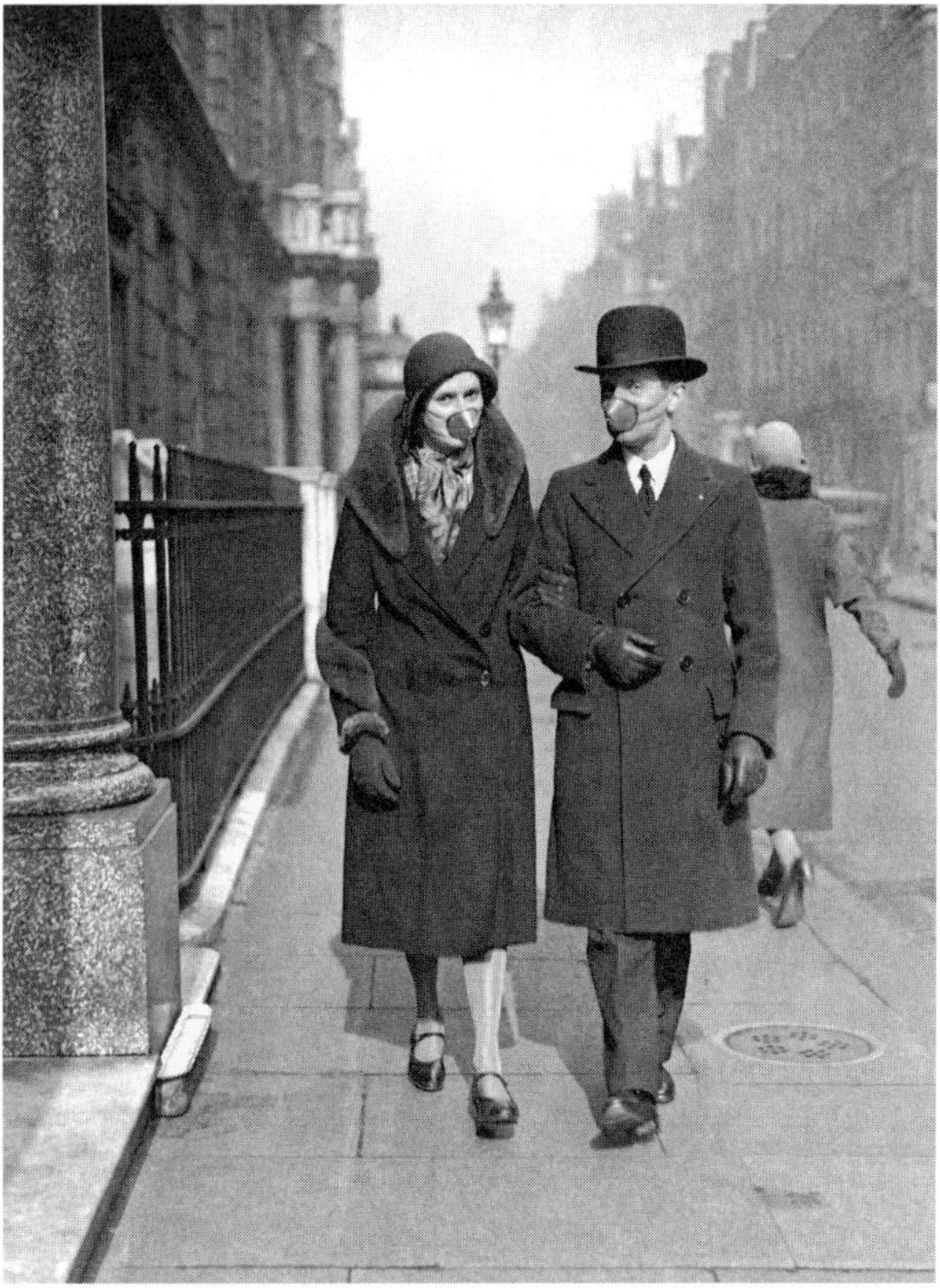

©Mary Evans Picture Library

ウイルスから身を守るためにマスクをし、インフルエンザに対処するイギリス人夫婦＝1929年撮影（第6章参照）

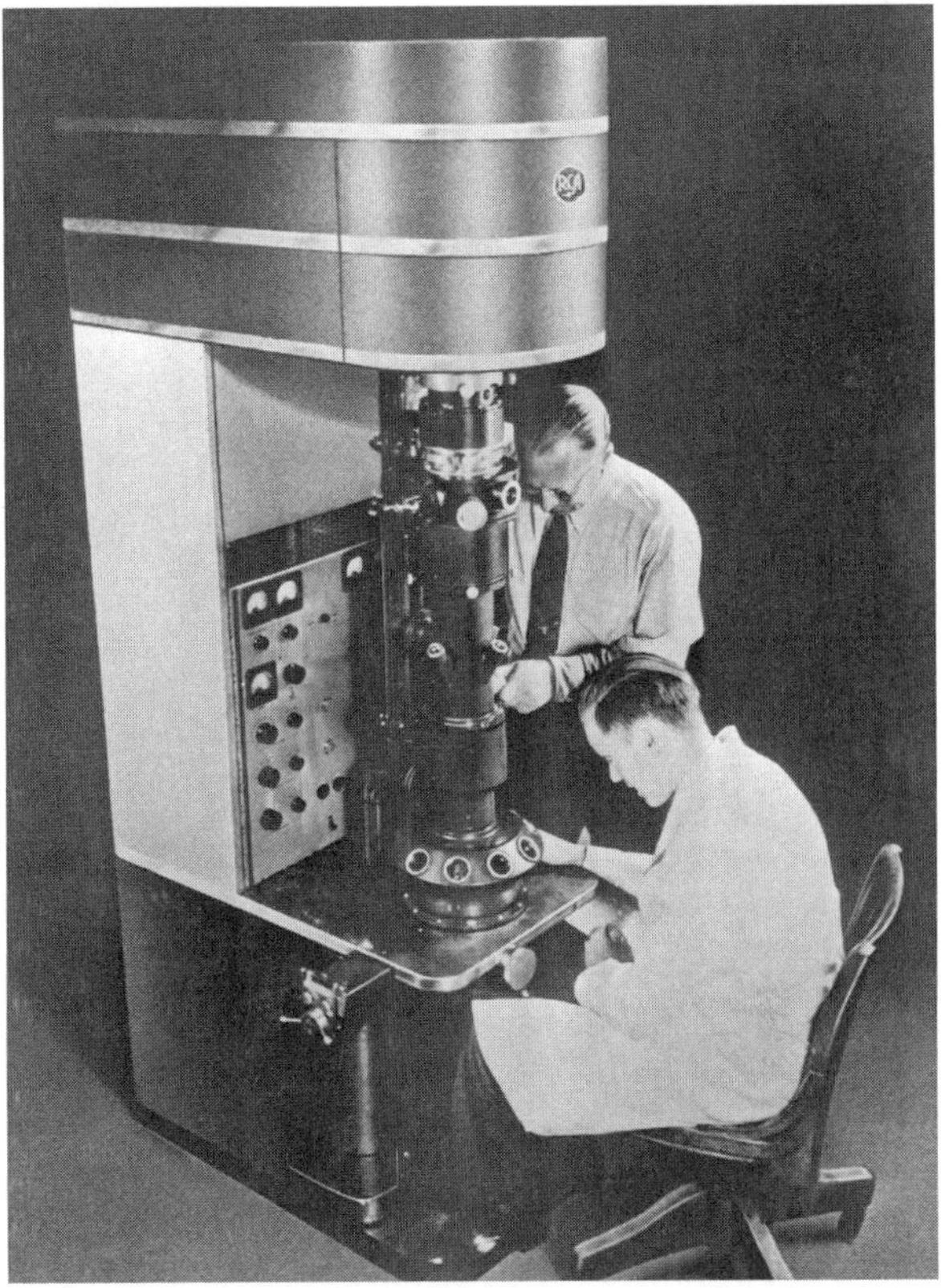

©Bettmann/Corbis

電子顕微鏡を操作する２人の科学者。電子顕微鏡が発明されたことにより、ウイルスを目でとらえることが可能になった。これで治療法が見つかるのも時間の問題だと期待されたが、現在に至るまで有効な治療法は見つかっていない＝1941年、ニューヨークで撮影（第１章、７章参照）

序　伝染病の始まり

私たち人間がいかに疫病や飢饉《ききん》を恐れていたかが、聖書を読むとわかる。科学以前の時代、凶作に見舞われたり、周りの人がばたばたと病に倒れて死んでいったりすると、神罰が下ったのだと考えられた。ヨーロッパやアフリカには、砂に埋もれ、海風に風化した廃墟があちこちに見られる。かつて疫病により滅んだ町や村の残骸である。

中世イングランドでは、住人のいなくなった村というのは珍しいものではなかった。そのような村はたいてい、黒死病と呼ばれた腺ペストに襲われ、住民の多くが死んでしまったのだ。辛うじて生き残った人たちは、永久にその地を去った。もはやその村では生活が成り立たないからだ。

あるいは、その地は神や悪霊の呪いを受けたのだと考え、恐れをなして逃げ出したのかもしれない。

神罰

何千年もの間、疫病は何よりも恐れられてきた。村にひとたび天然痘が流行すると、住民は次から次へと醜い姿に変わり果て、ひどく苦しみながら死んでいった。村人たちはささげもので神の怒りを鎮めようとした。ささげものの効果がなければ、神の怒りがそれだけ激しいのだと考えた。このように疫病が神の呪いだと信じられるようになったのは、1万～2万年前のことだと思われる。最新の考古学的調査によれば、その頃から本格的に集団定住生活が始まったという。

集団による定住生活には大きな欠点がある。病気が流行しやすいということだ。一定の地域に人間が集中しているため、それだけ多くの人に細菌やウイルスが感染してしまう。町や村を形成する以前、人間は一般的に、家族や近親者だけで小さなグループを形成し、移住もしくは半移住生活を送っていたらしい。人類にもっとも近い動物とされるチンパンジーやボノボと同じだ。親類縁者だけで集まり、他のグループと交わることなく暮らしているうちは、病気が流行して人類に壊滅的な打撃を与える可能性はほとんどなかった。

農耕と牧畜により初期定住社会は発展を遂げた。農耕地に囲まれた村は、やがて城壁都市へと発展した。人間は集団による定住生活に大いに魅了されたに違いない。それ以来人間が後戻りすることはなかった。現在でも、先進国であれ発展途上国であれ、都市や町に住む人の数は年々増え続けている。

初期定住社会の規模が拡大するにつれ、ウイルスや細菌による被害も大きくなっていった。都市を襲う伝染病は、略奪品目当てに都市を襲撃する移動民族にも似ている。城壁都市は、金や食糧、奴隷や女性を強奪しようとする移動民族の格好の標的になったことだろう。逆説的な言い方になるが、ギリシャ社会や後期ローマ社会にとって、都市は最大の強みであると同時に最大の弱みでもあった。都市に住んでいれば、伝染病であれ蛮族であれ、いつ襲われるかとびくびくしていなければならない。住民にはそんな恐怖が生まれながらに染みついていた。ゲルマン民族は、ローマ人のように都市に定住しようとはせず、辺りをうろつき回っては、定住生活を送る人々を絶えず脅やかしていた。

定期的に都市を襲う伝染病は、少なくとも蛮族並みの破壊力を持っており、その蔓延を食い止めることはできなかった。疫病はどこからともなくやってきて猛威を振るう。そして散々被害を与えた後、やってきた時と同じようにどこへともなく消えていく。後に残るのは、衰弱し途方に暮れる人々、あるいは、死者しか住む者のいない廃墟だけだった。

考古学的史料によれば、世界的に有名な古代都市が伝染病により崩壊した例は一つや二つではない（こうした伝染病の中には、いまだに人類に脅威を与えているものもある）。当時の人は伝染病に対し、なすすべを知らなかった。ウイルスや細菌は、人が大勢集まって暮らしているところで自由自在に増殖した。衛生面に気をつければ感染しないことを誰も知らなかった。ウイルスはおろか細菌の存在さえ知らなかったのだ。古代の人々はただ、神の怒りが収まるのを待ち望むばかりだった。

神の怒りを鎮めることができない時には、さまざまな方法を試したようだ。例えば、患者を隔離した。これは現代的な観点からもいい考えだが、効果的に隔離するのは難しい。また赤い服を着せたり、酸っぱいにおいのする花をかがせたりした。これらの処置は実際には何の効果もなかったが、少なくとも気休めにはなっただろう。何もしないよりはましだったはずだ。

迷信的な治療法

よかれと思ってしたことが、かえって悲惨な結果を招くこともあった。1665年にイングランド（特にロンドン）で腺ペストが大流行した時、伝染病の元凶とされた犬や猫が大量に殺された。しかしそのために状況はいっそう悪化してしまった。なぜなら疫病を広めていたのは、ネズミについているノミだったからだ。犬猫がほとんど殺され天敵がいなくなると、ネズミ（とノミ）はどんどん増え、疫病はますます広まった。

誤っていたのはこうした社会的な対策ばかりではない。病人に施した処置にも問題があった。科学的な根拠のない奇妙な医療行為が横行していたのだ。これは何も伝染病に限らない。1700年ごろの胆石除去手術では、切開部を縫合した後、そこに腐った牛乳を注いでいたという。そんなことをしても感染症にかかる危険が増すだけである。ただでさえ手術がきわめて危険な時代なのだ。実際、2人に1人は死んでいる。恐らく17世紀の外科医は、手術を受けた人の半分は生き残ったため、牛乳を使用したから助かったのだと思い込んでいたのだろう。しかし、そもそも牛乳を使わなければ命を落とす人はもっと減ったはずだ。腐った牛乳に含まれる細菌が体のためになったとは思えない。

伝染病患者に対してもでたらめな治療が行われていた。一般的に放血（血液を抜き取る）が行われていたが、水銀を飲ませることもあった。また下剤で排泄《はいせつ》を促したりもした。下剤は、古代ギリシャの医師ヒポクラテスに由来する治療法である。

後述するように、このような状態は20世紀まで続いた。もちろんその頃には、多くの分野に科学が適用され、当て推量ではなく科学に基づいた医療が行われるようになっていた。しかし、医学史上最大の敵とも言えるウイルスにまで科学のメスが入ったのは、つい最近のことである。だからこそ1918年にスペイン風邪が流行した時にも、理にかなった科学的処置だけでなく、いかがわしい治療法も行われていた。そうした治療法はまるで効き目がなく、逆に事態を悪化させてしまったこともあっただろう。しかし人は絶望的な状況になると、何かいい治療法はないかと死に物狂いになる。現代人でも、手の施しようのない病気にかかれば同じような行動を取るものだ。

つまり、すべては病気について何も知らなかったせいである。昔の人は、伝染病が傷口から感染することも、不衛生な場所や人口の過密な場所では感染しやすいことも知らなかった。ある日突然、人口の３分の１以上がばたばたと倒れて動けなくなり、先を争うようにあっけなく死んでいく。だが、なぜそんなことになるのか皆目見当がつかなかった。

やがて伝染病は、目に見えない謎の瘴気《しょうき》が及ぼす有害な影響《インフルエンス》により発生するという迷信が生まれた。そして、中でも著しく感染力の高い伝染病がインフルエンザ（〝影響〟という意味のイタリア語）と呼ばれるようになった。

インフルエンザという言葉の起源についてはさまざまな説があるが、中世後期のイタリアで初めて使われたというのが妥当なところだろう。『オックスフォード英語大辞典』によれば、インフルエンザという単語が初めて登場するのは１５０４年前後だという。

イタリア人は当時、天体の位置が悪影響を及ぼし、インフルエンザを引き起こすのだと考えていた。インフルエンザが流行すると、占星術師はいつも天体の配列が悪いのだと説明した。その結果、姿もなく音もなくにおいもなく、人に死をもたらす奇妙な病気が発生するのだと。

科学的方法

当時の常識からすれば、インフルエンザを天体のせいだとしたのも無理はない。その頃の西欧社会はまだ、科学研究（当時の言葉では「自然哲学」）というものが端緒についたばかりだった。確かにルネサンス時代に入り、古代ギリシャ・ローマ時代に見られた知識を探求する精神が徐々に復活してはいた。中世の教会はもはや支配権を失いつつあった。しかし教会はそれまで、人間は何事も疑問に思ったり理解しようとしたりしてはならないと主張してきた。それは神を冒瀆《ぼうとく》する行為だとされた。こうした古い考え方がまだ残っていたのだ。

あまたの障害を乗り越え、きわめて致死率の高い病気の正体を暴くまでには、まだ数世紀の年月が必要だった。電子顕微鏡が発明されるのは1930年代のことである。

近代科学の時代が始まると、一部の病気については、治療法にも進歩が見られたかもしれない。しかしインフルエンザなどウイルス性の病気についてはまだ、何らかの有害な影響により発生すると考えられていた。それ以外に説明のしようがなかったからだ。人を衰弱させ、時に死に至らしめるが、どこからやってくるのかわからない病気。それは、神や悪魔の意思が人間世界に影響を与えていると考えていた当時の世界観にぴったり当てはまった。

インフルエンザという言葉が初めて記録された時にインフルエンザがこの世に発生した、とは考えにくい。ウイルスや細菌による他の病気同様、インフルエンザも人間が定住社会を築くようになった頃から発生していた。恐らく、ホモ・サピエンスが初めて現れた頃から、何らかの形で存在していたのだろう。人間が大勢集まって暮らすようにならなければ、ほとんど問題視されることもなく、人類にさほど大きな影響を及ぼすこともなかったに違いない。

細菌やウイルスは信じられないほどの速さで増殖する。生命体というものは、世代交代が行われれば行われるほど、遺伝子が突然変異を起こす確率が高くなる。遺伝子の突然変異は、ＤＮＡ（デオキシリボ核酸）あるいはＲＮＡ（リボ核酸。インフルエンザウイルスはこちら）の複製プロセスが失敗した時に起こる。ほとんどの場合、突然変異が増殖に有利に働くことはないが、まれに有利に働くことがある。するとその個体は、突然変異をしていない個体よりも旺盛に増殖し、やがて個体群を支配するに至る。ウイルスの場合には、突然変異が有利に働くケースが多い。というのは、突然変異をすることで、ウイルスを破壊する人体の免疫反応を回避することができるようになるからだ。後述するように、ウイルス（特にインフルエンザウイルス）は突然変異をする確率がきわめて高い。

本書は、インフルエンザウイルスと、その過去4世紀にわたる人類への影響を考察したものである。それより以前、例えば古代ギリシャの伝染病の記録にも簡単に触れている。だが、古い記録になると、そこに記載されている病気が果たしてインフルエンザなのかどうかわからない場合が多い。

エピデミックとパンデミック

パンデミックとは、ある病気が国境や大陸を越え、世界全体に広まった状態を指す。パンデミックという語は、ギリシャ語で〝すべて〟を意味するpanと、〝人々〟を意味するdemosから成っている。エピデミックとは、ある病気が一国全体に広まった状態を指す。インフルエンザのパンデミックとしてもっとも有名なのが、1918年のスペイン風邪である。これについては多くの研究書が出版されているが、いずれも医学的側面に重点が置かれ、何が起こったかという社会的側面にはあまり触れていない。また、それ以前のエピデミックやパンデミックを扱った書籍はほとんどなかった。

1918年以前にも、取り上げるべきインフルエンザのエピデミックやパンデミックはたくさんあった。1918年以降にも何度か発生している。残念ながら現代科学の枠を集めても、インフルエンザの流行を防ぐことはできないのだ。

　本書の前半では、ヒポクラテスの時代以降に確認されたインフルエンザを考察する。一般的にヒポクラテスは、インフルエンザらしき病気について初めて語った人物と考えられている。科学的知識がなかった昔は、さまざまな病気を明確に区別することが難しかった。今日でさえ、風邪と軽いインフルエンザを区別するのは難しい。しかし昔はそれどころの話ではなかった。都市の中にはかなり大規模なものもあったが、交通や通信の手段が現在ほど発達していなかったため、それぞれの都市がまだ孤立していた。そのため、ある都市を襲った病気が、別の都市で蔓延している病気と同じものかどうか、はっきりわからないこともあった。

　例えばイングランドでは、15世紀から16世紀にかけてさまざまな資料に〝粟粒熱《ぞくりゅうねつ》〟という病気が報告されている。これが悪性のインフルエンザなのか、それとも齧歯《げっし》類の動物から感染し、重い呼吸器疾患を引き起こすウイルスであるハンタウイルスによる病気なのか、今となってはわからない。一方、16世紀末にはエディンバラで〝新たな知人〟という病気が流行した。ほぼ間違いなくインフルエンザのことと思われるが、こちらもやはり確かめるすべはない。

　取りあえず本書では、インフルエンザの初期報告例にまつわる問題を解決しつつ、そうした報告例から幅広い地域に共通する内容を取り上げる。また、軽症感染や重症感染を繰り返しながら、社会がいかにインフルエンザに対処し、発展していったかを検証する。当時の人々が、インフルエンザの予防や治療についてどう考えていたのか、他の伝染病と比べてインフルエンザをどう受け止めていたのかも見ていきたい。

第4章では19世紀に流行したインフルエンザを取り上げる。19世紀初頭には（もっと前からかもしれないが）、賢明にも大半の人がインフルエンザを感染症だと考えていた。しかしまだ、インフルエンザを起こす病原体がどんなものなのか、インフルエンザはどのようにうつるのか、といったことまではわからなかった。19世紀のパンデミックやエピデミックについては、比較的記録が残っている。しかし、社会がインフルエンザにどう立ち向かったのか、どんな人が死に、どんな人が助かったのか、といった興味深い話については、あまり知られていない。その辺りを確認してみたい。

第5章では、スペイン風邪を、国ごとの視点ばかりではなくグローバルな視点からも考察する（国単位の研究については、アメリカなどに優れた例がある）。また、患者を救う取り組みだけでなく、病気の蔓延を食い止めようとする努力についても検証する。採用された社会的・医学的対策は驚くほど多種多様である。しかし当時の人々が取った行動を見ると、17世紀ロンドンで犬猫を殺した行為と大して変わらないことがわかる。

20世紀初頭の人々でさえ、前例のないインフルエンザに対し、やみくもに行動するほかなかったのだ。スペイン風邪を調査してわかるのは、人はたとえ適切な医療技術や知識がなくても、創意工夫でその埋め合わせをする、ということだ。実際に効果のある方法が偶然見つかることを願って、あらゆる治療が試みられていた。

将来的な脅威

第9章では、将来私たち自身が直面するであろうインフルエンザの脅威と、その脅威から身を守るために今私たちに何ができるかを考察する。

現在では、鳥インフルエンザウイルスと豚インフルエンザウイルスが大きな脅威と見なされている。しかし将来パンデミックの中心となるのは、それらのウイルスがヒトインフルエンザウイルスと複雑に混じり合ったものであることは、ほぼ間違いない。大都市には人間がかつてないほど密集しているため、そんなウイルスの格好の標的となりやすい。しかも新型ウイルスとなると、人間には全く免疫がない可能性もある。

パンデミックを引き起こすウイルスが誕生しやすいのは、鳥や豚などの家畜が密集しているそばに、大勢の人間が住んでいるような地域である。きわめて厄介なことに、世界にはこのような地域がいくつかある。とりわけ懸念されているのが中国南部だ。この地域では、人間が大量の鳥と生活空間を共有している。そのため、鳥インフルエンザウイルスが種の壁を飛び越えて人間に感染する危険がきわめて高い。すべてとは言わないが、非常に致死率の高い新型インフルエンザウイルスの大半が、この地域で生まれているものと思われる。

インフルエンザの歴史は、ある意味では医学の歴史でもある。医学は数世紀にわたり発展を続けている。かつては、現場の医師の経験より神への助命嘆願のほうが重視された非科学的な時代もあった。しかしやがて事実と証拠に基づいた科学にまで進化を遂げた。こうした医学の進歩は、病気に対する社会全体の知識が向上していったことを示してもいる。

インフルエンザの歴史は、大きく二つの段階に分けることができる。第1段階は、インフルエンザについて全く何もわからなかった時代である。その頃の医師は、伝統的な治療法をいろいろ試してみるだけだった。こうした治療法の中には、アヘンなど実際に症状を和らげるものもあったかもしれないが、病気の主原因に直接働きかけるものは皆無だった。1930年代になるまで病因がわからなかったのだから当然である。

第2段階は、人類史上最大最悪の人命の損失となったスペイン風邪に始まる。このインフルエンザが人類に壊滅的な打撃を与えた14年後、インフルエンザの原因となるウイルスが明らかにされた。つまり第2段階は、歴史的なパンデミックに始まるが、すぐに193

0年代以後の進歩の時代へ移行する。とうとう医師たちは、自分が戦っている相手の正体を突き止めたのだ。第2段階はそのまま現代へとつながっている。今では、実効性のある抗ウイルス薬やワクチンが発明される見込みは十分にある。

そして今、最後の第3段階が始まりつつある。鳥インフルエンザの脅威が迫っているのだ。人類はまだ、この鳥インフルエンザに対する歴史的免疫がない。鳥インフルエンザウイルスが鳥から人間へ伝染するだけでなく、人から人へ伝染するようなウイルスに変異したら、スペイン風邪をはるかに上回る大惨事を招く恐れがある。

これまでインフルエンザは人間社会にどのような被害を与えてきたのか？　将来どんな事態が待っているのか？　それを考察するにあたり、まずは科学的な基礎知識について説明しよう。敵を特定し、理解するには、科学に頼るほかないのだ。それではもっとも重要な問題から始めることにしたい。そもそもウイルスとは何なのか？

第1章　ウイルスとは何か？

人体は微生物のすみかである。例えば口内を見てみよう。そこには、真菌や細菌など、無数の生命体がひしめいている。実際、口内には直腸よりもはるかに多くの微生物が存在しているのだ。私たちはいわば、さまざまな生命体に覆われている。1人の人間が一つの惑星に相当すると言ってもいい。1人の人間の中には、地球上に住む人間よりも多くの微生物がすんでいるからだ。私たち1人ひとりが、6兆を超える生物の命の源であり、その生命を終生養っている。そしてこれらの微生物の中には、人間が健康を維持するために欠かせない有益な生物もいれば、きわめて危険な生物もいる。

細菌

この有害な微生物を相手に、人体は絶えず闘っている。1908年、ドイツの細菌学者パウル・エールリヒは免疫システムとその機能を解明したことによりノーベル賞を受けた。この業績によって、健康な人体といえども、申し分なく調和の取れた穏やかな状態にあるわけではないことが明らかになった。むしろ健康な人体とは、絶えず包囲攻撃に遭いながらも、見事に防御されている城のようなものだ。現代に入り、人間は侵入生物との闘いにある程度の勝利を収めた。抗生物質の発見などにより、細菌よりも優位に立ったのだ。これで人間が圧倒的勝利を収めるかに見えたが、そう思えたのもつかの間だった。やがてさまざまな細菌が、強力な抗生物質にさえ耐性を示すようになったからである。

しかし以前こそ、細菌による感染症は人間の主な死因の一つだったが、今では事情が変わってきている。20世紀半ばに発見されたペニシリンとその抗生物質誘導体のおかげで、何千万という人が死を免れた。こうした抗生物質がなければ、結核など、現在では普通に治療されているさまざまな感染症のために、多くの人命が失われたことだろう。現在、薬が効かない細菌が数多く現れ、絶えず人間の生活を脅かしている以上、細菌との闘いに終わりはないのかもしれない。しかし私たちはもはや、敵の手の内を知っている。ところがウイルスとなると、事情ははるかに複雑になる。

ウイルスの場合に問題となるのは、今のところウイルス感染症に対する治療法が一切ないということだ。ワクチン接種も通常、ある程度しか効果がない。天然痘を撲滅することができたのは非常に幸運だったと言えよう。世界的な予防接種運動により、1977年にソマリアで最後の患者が出て以来、新たな感染例は報告されていない。ポリオも間もなく撲滅されようとしている。しかしその他のウイルスについては、撲滅の見通しははるかに暗い。第一、いまだにウイルスに対する主な防御方法はワクチン接種しかないのである。何しろウイルスの存在が確認されてからまだ100年もたっていないのだ。1930年代以前は、ウイルスを見ることができる顕微鏡がなく、その存在があれこれ推測されていただけだった。

世界的に多くの死者を出している3大感染症——ヒト免疫不全ウイルス(HIV)、マラリア、インフルエンザ——は、いっこうに収まる気配を見せない。HIV感染症は現在、高価な薬を複雑に組み合わせ、計画的に処方すれば病気の進行を抑制することが可能になっている。だがアフリカ諸国など貧しい国では、患者が高価な薬を買うことができず、いまだに多くの人が犠牲になっている。マラリアは、ウイルスではなくマラリア原虫によるものだが、それでも大きな問題であることに変わりはなく、毎年子供を中心に100万人以上の命を奪っている。しかし歴史上、数多くのウイルスの中でもっとも多くの死者を出してきたのは、インフルエンザウイルスである。

そう言われて意外に思う人がいるかもしれない。しかし実際にインフルエンザは、戦争や天然痘やHIVによる死者をはるかに上回るスケールで人命を奪ってきた。なぜインフルエンザウイルスがそんなに強力なのだろうか。それは、ただでさえ厄介なウイルスの中でも、著しく扱いにくいウイルスだからだ。

インフルエンザウイルスを含むあらゆるウイルスについては、非常に面白い話がある。ウイルスを生物と見なすかどうかで、科学者の間でも意見が分かれているということだ。細菌は明らかに生物である。他の生物から独立して生きることができるという意味で、最小の生命体だと言える。単細胞生物であり、すべての生物同様DNAを含んでいる。DNA（デオキシリボ核酸）とは、すべての生体細胞の核の中にある二重らせん構造の分子鎖である。DNAはたんぱく質をコード化した遺伝情報を持ち、その情報のおかげで、細胞は増殖したり独自の機能を果たしたりすることができる。細菌は、ウイルスの数十倍から数百倍の大きさである。DNA情報を読み取り、それをRNA（リボ核酸）に変換し、RNAからたんぱく質を作り出す。RNAは細胞の核および細胞質に存在する化学物質で、たんぱく質合成など、細胞の化学活動において重要な役割を果たしている。

ウイルスは人体内で何をしているのか？

細菌は酸素を取り入れ、酸素をエネルギーとしてたんぱく質の合成を行い、その副産物として二酸化炭素を排出する。科学者によれば、細菌がすべての生物の原型なのだという。現代の細菌は、ある意味では地球に現れた最初の生命の直接の子孫なのだ。

一方ウイルスは、遺伝物質がたんぱく質に囲まれただけのものである。自分自身で増殖することはできないが、増殖するためだけに存在している。ウイルスも遺伝情報を持っているが、ヒトの遺伝子の数が2万〜3万なのに対し、ウイルスの遺伝子は多くて400ほどだ（900以上の遺伝子を持つウイルスも確認されている）。ウイルス自身はたんぱく質を作ることができないため、生体細胞に入り込み、その細胞に自分の複製を作らせることで増殖する。

ウイルスは、生物の細胞内に入り込むと、その細胞の機能を止めてしまう。そしてその細胞を利用して自分の複製を大量生産する。ウイルスは何も、人間を病気にしようとして細胞を乗っ取っているわけではない。しかし、ウイルスに感染した細胞はダメージを受け、ほぼ確実に死んでしまう。それに加え、人体がウイルスと闘おうとして化学物質を大量に分泌する。それらの結果、さまざまな病気が引き起こされ、時には死んでしまう。例えば、肝臓を構成する細胞の大半がウイルスに乗っ取られてしまったらどうなるだろう。免疫システムによりうまくウイルスを駆除することができなければ、やがて肝機能が停止して死に至る。

ウイルスは免疫機能を弱めることもある。ウイルスがある程度免疫システムよりも優位に立つと、人体は二次感染の餌食《えじき》になる。インフルエンザの場合、二次感染でもっとも重症化するのが肺炎である。肺炎にかかると、患者は呼吸困難に陥ることがあり、最悪の場合、酸素不足で皮膚が青くなる。チアノーゼと呼ばれる状態である。

ウイルスにより症状が異なるのは、ウイルスを構成するたんぱく質によって感染する細胞が決まっているからだ。わかりやすく説明すれば、ウイルスは細胞をだまして内部に侵入する。細胞は、自分の機能を果たすために必要な化学物質を内部に取り込まなければならない。ウイルスのたんぱく質は、この化学物質のたんぱく質に似ている。ウイルスに侵入されてしまったら、その細胞はもう終わりである。

風邪やインフルエンザにかかるとせきが出る。これは、気道の細胞がウイルスの攻撃を受けてダメージを受けると、ウイルスと闘うために生み出された抗体が、せき反射を引き起こすからだ。せきは体内から病気を追い出すための運動だが、その反面、多種多様なウイルスを周りにばらまきもする。風邪やインフルエンザのウイルスは気道の細胞を集中的に攻撃するが、エボラウイルスのような出血性ウイルスは、肺血管を構成する細胞を破壊し、出血を引き起こす。出血性ウイルスに感染すると、激しい出血の末、死に至るケースが多い。

免疫をつける

ウイルスの影響について一般論を述べるのはとても難しい。ウイルスによって伝染の仕方も違えば、人体のどの部分を襲うかも異なるからだ。大半のウイルスには宿主《しゅくしゅ》となる動物がいる（エボラウイルスの自然宿主はいまだに不明）。その動物に対してウイルスが害を与えることはほとんどない。あっても軽い病気を起こす程度だろう。しかしこうしたウイルスが、種の壁を飛び越えて伝染することがある。インフルエンザウイルスはこれがきわめて得意だ。あるウイルスに初めて侵入された種は、通常そのウイルスに対する免疫を全く持っていないため、壊滅的な打撃を受けやすい。このような状態は、ウイルスが軽症型に変異するか、その種が免疫を獲得するまで続く。

人間とそれに感染するウイルスとの関係は、いわばいたちごっこである。ウイルスは増殖のスピードが速いため、人間に比べ突然変異を起こすペースが速い。突然変異を起こすと、変異した新型ウイルスは免疫のない人間に感染することができる。一方人間側では、旧型ウイルスの免疫があれば、新型にもある程度効くかもしれないが、ウイルスが大きく変化していれば、以前の免疫は役に立たない。しかし死亡率が100パーセントでなければ、人体はゆっくり時間をかけながら、いずれ免疫を獲得するようになる（少なくともある程度は）。すると今度は、ウイルスが絶滅の危機にさらされる。

しかし、たいていそうなる前にウイルスは、まだ免疫を持っていない人々に感染する。あるいは、人体の防御機能に先んじて再び突然変異を起こす。すると人体の免疫システムは、また後れを取ることになる。エボラウイルスのようにきわめて毒性の強いウイルスは、確かに恐ろしいが、あまりに死亡率が高いため局地的にしか流行しにくい。なぜなら感染者はすぐに動けなくなり死んでしまうため、あっという間に感染する相手がいなくなってしまうからだ。つまり、感染者が病気をあちこちにばらまく前に死んでしまうのである。

ウイルスに対処する際に大きな問題となるのが、このように同じウイルスでも、突然変異により微妙に性質の異なる型が何種類も存在する、ということだ。そうなると、たとえ一つの型に免疫があっても、それ以外の型から身を守ることができない。これについて実に興味深い例を提供してくれるのが、風邪のウイルスだ。

風邪

風邪のウイルスの培養に成功したのは、１９５０年代になってからである。長らく科学者たちは、風邪を引き起こす病原体を試験群に感染させようと努力してきたが、うまくいかなかった。この状況を打開したのが、デビッド・タイリールである。１９５０年代後半、タイリールは、ウイルスを培養する環境の温度を変えてみることにした。人間の体温ではなく、風邪のウイルスがすみかとしている鼻腔《びくう》の温度に合わせたのである。するとたちまちウイルスの培養に成功した。新たに分離されたウイルスはライノウイルスと名づけられた（〝ライノ〟はギリシャ語で〝鼻〟を意味する）。さらに彼は、驚くべき事実を発見した。このウイルスは、数多くのライノウイルスのうちの1種類に過ぎなかったのだ。それ以来、150種ものライノウイルスが発見されている。ある種のライノウイルスに免疫があったとしても、別種のライノウイルスにはほとんど効果がない。一般的に、平均的な人間は1年に1～2度ライノウイルスに感染し、典型的な風邪の症状を経験するが、その理由もこれで説明がつく。ところで人間は、さまざまな呼吸器感染症に定期的に感染しているが、これは犬や猫、猿には見られない現象である。奇妙な話だが、いまだその理由は解明されていない。

また、風邪のような症状を引き起こすウイルスは、ライノウイルス以外にも無数にあり、事態をいっそう複雑にしている。そのため風邪の治療法はなく、今後治療法が確立される可能性も低い。これだけ多くのウイルスに効果のあるワクチンを開発できる見込みがないのだ。風邪が多少不快な思いをすれば治る病気であることに、私たちは感謝しなければならない。もし風邪が命を脅かすほど重い病気だったら、人間には手も足も出ないだろう。

電子顕微鏡による飛躍的発展

20世紀初頭まで科学者たちは、インフルエンザや風邪の原因がウイルスだとは知らなかった。しかし一部の病気が、確認できないほど微小な病原体により発生することはわかっていた。当時すでに存在が確認されていた細菌よりも小さな病原体である。また、インフルエンザなどの病原体が、これまでの方法では培養できないことも明らかになっていた。

科学者の多くは、確かな証拠もなく細菌のような病原体が存在すると推測していたのだが、結果的にその見解は正しかった。ただあまりにも小さすぎたため、当時の光学顕微鏡や濾過器《ろか》ではとらえることができなかったのだ。1933年に電子顕微鏡が発明されると事態は大きく変わった。ついにウイルスが発見され、ようやくウイルスの分析に取りかかることができるようになったのである。

ウイルス内の遺伝物質は、カプシドと呼ばれるたんぱく質の殻に覆われている。その中に小さなRNA分子があり、そこにウイルスが増殖するためのコードが収められている。ウイルスは驚くべき速さで増殖するが、自ら増殖する能力はない。そのために必要な分子構造物がないからだ。ただし、他の生体細胞に自分の複製を作らせる能力はある。感染する相手を見つけると、数時間もしないうちに、細胞内に入り込んで（普通は）その細胞を破壊し、自分の複製を無数に製造する工場に変えてしまう。

医師は随分前から、結核などの病気の原因が細菌であることを知っていた。細菌であれば、顕微鏡で見ることもできるし、培養することも可能だ。しかし、黄熱病やはしか、天然痘、インフルエンザなどは、細菌による病気に一見似ているが、患者からそれらしい細菌を見つけることも培養することもできない。そのため、当時これら謎の病原体は〝見えない微生物〟と呼ばれた。やがて電子顕微鏡が発明され、とうとうウイルスが発見された。しかし1950年代初頭までウイルスの本質的な構造が解明されることはなかった。DNA自体の構造（有名な二重らせん構造）が明らかになっていなかったからだ。DNAの構造は、ワトソンとクリックの先駆的業績により1950年代に入ってようやく解明された。

ウイルスはどのように広まるのか？

ウイルスは細菌同様、いかなる生命体よりも長く人間と共生してきた。ウイルスの起源については科学者の間でも意見が分かれている。もっとも有力なのは、何らかの形で染色体から分離・独立し、寄生により増殖できるようになった、という説である。

あらゆる生物と同じように、ウイルスも繁殖によって種を維持するようプログラムされている。宿主の細胞内に入るとこのプログラムを発動し、そこで複製され新たに誕生したウイルスは、すぐに他の細胞に感染する。しかし、あまりに早く宿主を殺してしまうと、別の宿主にうつる間もなく宿主とともに死んでしまうことになる。だからインフルエンザは潜伏期にも人に感染するのだ。インフルエンザウイルスは、宿主の体外に出るとせいぜい2〜3日しか生きられない。だが人が大勢集まるところであれば、それで十分種を維持していくことができる。くしゃみをすると何万粒もの細かい飛沫が空気中に舞うが、インフルエンザウイルスはこのような飛沫により感染する。また、ウイルスが付着したばかりのドアノブに触れ、その手で口や鼻を触っても感染する。人がわずかしか住んでいない僻地では、ウイルスの感染する相手がすぐに底をついてしまうため種の維持が難しい。しかしＨＩＶのように、宿主に重篤《じゅうとく》なダメージを与えることなく、何年も潜伏することができるウイルスもある。

黄熱病の場合は事情が異なる。蚊に媒介《ばいかい》されて伝染するため、感染者が動けなくなっても感染拡大が収まるわけではない。実際、黄熱ウイルスにとっては宿主が動けなくなったほうがいい。宿主が寝ていれば、それだけ蚊に刺されやすくなり、感染を拡大させることができるからだ。黄熱ウイルスは、蚊には何の害も与えない。実に賢いやり方である。新たな宿主へ連れていってくれる生物を殺してしまっては意味がないからだ。

ウイルスは大量に自分を複製する。複製により誕生した新たなウイルスは、感染した細胞からあふれ出し、体内の他の細胞に感染する。それに対し人体は、数時間のうちにおびただしい数の抗体で反撃に出る。感染した人間が即死してしまう場合を除き、人体は徐々に反撃を行い、免疫システムを動員してウイルスを破壊する。だから、ウイルスが長期的に種を維持するためには、増殖をある程度繰り返したら、免疫システムに駆除される前に宿主を変える必要がある。ある感染者の体内に残っているウイルスは、免疫システムに負けたり感染者に死なれたりして、結果的にすべて死んでしまう。しかし、それまでの間に一部のウイルスが新たな宿主に入り込んでいればそれでいい。このサイクルを繰り返せば、長期的に種を維持していくことができるのである。

ウイルスは、別の宿主のところまで飛んでいくことも泳いでいくこともできない。飛沫、昆虫、水、排泄物を介して伝染する。排泄物や水の中にいれば、宿主の体内にいなくても長期間生きられるウイルスもある。

宿主に感染する

ウイルスにとっていちばんの問題は、どうやって宿主に入り込むかだ。人体は皮膚細胞に覆われている。その外層は角質化しているため、ウイルスを完璧にシャットアウトしており、そこから体内に入ることはできない。だが人体にも弱点がある。尿生殖路と気道である。両方とも表面の細胞層が粘膜のみという部分があるのだ。粘液は、膣分泌物や口内分泌物など、いずれも酸性度が高いため、侵入してくるウイルスにとって望ましい環境とは言えない。とはいえ衰弱している人間や、免疫システムが未熟だったり何らかの障害を起こしたりしている人間の場合、ウイルスにもチャンスがある。しかしまだ関門がある。気道表面の細胞層は繊毛《せんもう》で覆われており、異物が侵入してくると、その繊毛がいっせいに動いて体外へ押し出してしまう。気道表面の分泌物とともに、きわめて効果的に侵入者を閉め出しているのだ。この実に見事な生体構造により、健常人の肺はだいたい無菌である。しかし、人体がこれだけ防御していても、ウイルスや細菌は侵入してくる。いったいどうやって入ってくるのだろう？

人体に入るいちばん簡単な方法は、皮膚にできた傷を通してである。ささいな切り傷があれば十分だ。人間はそんな切り傷にほとんど気づかないかもしれないが、ウイルスはあらゆる機会を逃さず利用する。傷がなくても、昆虫に傷をつけてもらい、そこから体内に侵入するという手もある。

ところで、どんなウイルスも宿主体内の特定の細胞に侵入して増殖する。粘液、分泌物、皮膚といった人体の防御機能を擦り抜けたウイルスは、いったいどうやって増殖可能な細胞の中に侵入するのか？　その答えにこそ、ウイルスの重要な性質が隠されている。先に述べたように、ウイルスはそれぞれ特定のタイプの細胞と結びつく。つまり化学的な意味で、その細胞の〝鍵〟を開けることができるのだ。

人間の細胞の周りにはさまざまな化学物質が行き来しているが、細胞内に入ることができるのは一部の物質（例えば成長ホルモン）だけだ。細胞の表面に受容体というものがあり、必要な化学物質とだけ結びつくようになっている。つまり、化学物質が持つ鍵と受容体の持つ〝鍵穴〟とがぴったり一致する場合のみ、化学物質は細胞内に入ることができる。

ということは、この鍵を完璧にまねてしまえば、細胞をだまして中に入ることが可能になる。ウイルスは、その鍵を完璧にまねることができるのだ。細胞は、ウイルスを必要な化学物質だと思い込んで内部に取り込んでしまう。すると細胞内に侵入したウイルスは、細胞の活動を止め、細胞の機能を利用して増殖していく、というわけだ。ウイルスが血管壁の細胞に侵入した場合、細胞が破壊されると出血を起こす。エボラなどの出血熱では出血が激しく、死に至ることもある。

ウイルスに感染したばかりの人体は、いわば不意打ちを食らった状態にある。通常ウイルスは急速に増殖し、新たな細胞へ次から次へと感染していく。しかしやがて、人体の防御機能が始動する。強力な兵器を大量に駆使してウイルスを攻撃するのだ。免疫反応というものはすさまじい力を持っている。それを物語る好例が、1918年に大流行したスペイン風邪だ。この時の死者はほとんどが若く健康な人だった。後に詳しく述べるが、これは彼らの免疫反応が強すぎたからだ。免疫機能はもともと生命体を守るために備わっているものだが、驚くべきことにその生命体を殺してしまうほどの威力を発揮することもある。免疫システムが部隊を結集し、ウイルスに闘いを挑むプロセスにはなかなか興味深いものがある。科学の発達により、その仕組みは徐々に解明されつつある。

免疫反応

ウイルスが皮膚や粘膜などの障壁を乗り越えて人体に侵入すると、免疫反応が始まる。侵入したウイルスはマクロファージに捕らえられ、破壊される。マクロファージとは、体内を絶えず動き回りながら外来の異物に目を光らせている細胞である。異物を発見するとすぐに破壊し、他の免疫細胞（B細胞とT細胞）に化学信号を送る。すると免疫細胞は、マクロファージが外来物質を最初に発見・破壊した場所で活動を始める。

B細胞とT細胞は、循環する血流に乗って絶えず体内をめぐっている。どちらの細胞も毎日何千万と作り出されており、そのほとんどが何もしないまま死滅するが、まれにウイルスや細菌に遭遇すると闘いを始める。すぐさま自分のクローンをどんどん生み出し、このクローンが作る抗体が、侵入者と認識された異物を攻撃し、殺すのである。

インフルエンザの場合、ウイルスを認識したT細胞のクローンが、ウイルスに感染した細胞を破壊する。B細胞のクローンは抗体を作る。抗体は個々のウイルスにくっつき、ウイルスが新たな細胞に侵入するのを阻止する。問題は、B細胞やT細胞が本格的に活動を始めるまでに、1週間もしくはそれ以上かかるということだ。その間にウイルスは、驚異的な速度で増殖し続ける。

例えば、はしかウイルスに感染したとしよう。B細胞やT細胞が闘っている間は、はしかの症状に悩まされるだろうが、普通は徐々に免疫細胞が勝利を収める。実に驚くべきことだが、はしかであれインフルエンザであれ、病気と闘ってくれたB細胞やT細胞は、人間が死ぬまで生き続け、同じウイルスを退治するのに効果を発揮する。これらの細胞は常に体内に待機しているため、将来どんなはしかウイルスに接触しても感染することはない。感染する前に破壊してしまうのだ。これが免疫の機能である。

と言っても、免疫がどんな場合にも完璧に機能するわけではない。例えば風邪の場合、同じような症状を起こすウイルスの数は、恐らく200を優に超える。そのため、有効に働く免疫防御システムを作ろうと思ったら、そのすべてに感染しなければならない。一方、はしかのウイルスは1種類だけだ。それに、残念ながら風邪のウイルスもインフルエンザウイルスも、頻繁に突然変異を起こす習性がある。ある型のウイルスには免疫があっても、型が変わってしまえばある程度の効果しか期待できない。あるいは全く効果がないかもしれない。

突然変異とは本来異常なものである。DNAの複製プロセスは信じられないほど正確であり、失敗（突然変異）することはきわめてまれだ。100万回コードを複製して1回失敗する程度だろう。人間はどうしても、人間の一生を基準に物事を判断する傾向があるため、失敗の確率がその程度ならほとんど害はないと考えるかもしれない。しかし、進化という広大なスパンで見た場合、実はかなり速いペースで突然変異をしているのだ。先にも触れたように、DNAの複製に失敗した場合、それが生命体に有利に働くことはほとんどない。たいてい生命力が弱くなる。しかしまれに、DNAの複製に失敗したがために、かえって同種の生命体よりも有利な性質を獲得するケースもある。

歴史的免疫

免疫については、さらに複雑な要素がある。新たなウイルスが現れると、人間にしろ他の動物にしろ壊滅的な打撃を受ける。だが被害を受けた動物の個体群は、世代交代を繰り返すうちに次第にそのウイルスに慣れ、同時にウイルス自身もその毒性を弱めていくようなのだ。だからこそヨーロッパの人々は、天然痘がヨーロッパの風土病としてたびたび流行していた時にも生き延びることができた。定期的に襲来する天然痘に対し、世代から世代へと免疫力を高めていったため、徐々に死亡率が低くなっていったからだ。大航海時代、アメリカ大陸の先住民たちは天然痘を経験したことがなかった。そのため、16~17世紀にスペイン人やイギリス人が天然痘をばらまくと、先住民の90パーセントが死亡した。しかし、天然痘に対する歴史的免疫を持っているヨーロッパ人の間では、致死率は20パーセント程度だった。

例えば1509年、砂糖きび農園を作るためスペイン人がイスパニョーラ島に植民しようとした時、全く歴史的免疫のない先住民社会に天然痘を持ち込んだ。すると1518年までに、推計250万人いた先住民がことごとく天然痘で死んでしまった。だからスペイン人は、アメリカにアフリカ人奴隷を連れてきたのだ。

人類がHIVに感染するようになったのは最近のことだが、太古の昔から感染していたら現在のようなパンデミックを経験せずにすんだかもしれない。今のところ、これ以上HIVの死亡率を上げないようにするには、現代の発展した薬学の力に頼るしかない。しかしそれが可能なのは豊かな西洋諸国の患者だけであり、貧しいアフリカやアジアの患者ははるかにひどい状況に置かれている。ほとんど問題にされていないが、常に何百万という人がHIVに感染し、すでに何百万という人が命を落としているのだ。

HIVがきわめて強い毒性を持つ最大の理由は、人間への感染が始まったのが1930年代と、つい最近のことだからだ。人類はまだ歴史的免疫を持っていない。そのうえこのウイルスは巧みに突然変異を繰り返す。HIVは、人間の免疫システムに欠かせないCD4陽性細胞を破壊する。人体がウイルスの増殖を食い止めることができなければ、どんどん免疫細胞が破壊され、ついには普段かからないような病気の餌食となる。防御機能が破壊されてしまえば、どんなささいな病気も命取りになるのだ。

しかし、HIVは、マスコミが言うほど簡単には感染しない。少なくともインフルエンザや風邪に比べれば、はるかにうつりにくい。この点ではエボラウイルスも同じだ。エボラウイルスは感染者にじかに触れれば感染するが、飛沫や蚊により広まることはない。一方HIVは、感染者と性交渉があったとしても感染するとは限らない。エボラウイルスは、たちまち感染者の行動力を奪い、殺してしまうのが一般的だ。そのため流行は局地的であり、流行するとほぼ同時に終息してしまう。感染者があまりに早く死んでしまうため、他人へうつしている時間がないのだ（周りの人間にとってはありがたい話である）。HIVの場合は対照的に、数年間潜伏した後に活性化してエイズを発症する。そのため自分が感染していることに気づかない感染者もいる。そういう人は、知らないうちにウイルスを他人にうつしている可能性がある。

動物宿主

たいていのウイルスには、本来宿主としている動物がいる。それが突然変異を起こして人間に広まるのだ。今ではほとんどのウイルスの動物宿主がわかっている。ウサギや蚊などさまざまだ。ただしＨＩＶの動物宿主はまだわかっていない。恐らくはアフリカ西部の人々と接する機会の多い霊長類種のいずれかだと考えられている。猿はさまざまなサル免疫不全ウイルス（ＳＩＶ）株の宿主であり、その中にＨＩＶにきわめてよく似ているものがあるからだ。もっとも可能性が高いのは、猿に咬《か》まれたり引っかかれたりした時にＳＩＶが人間に感染した、というものだ。こうしたことが幾度か繰り返された後、ウイルスが突然変異を起こし、猿からしか感染しなかったウイルスが、人から人へ感染するウイルスに変わったと思われる。

こうした事態は他のウイルスでも起こり得る。本書の最後でも触れるが、そうなる可能性はきわめて高い。人間にうつる新たな病気が見つかるだけでも問題だが、動物宿主にじかに触れて初めて起きる感染であれば、それほど深刻なことにはならない。本当の脅威となるのはその病気が人から人へ感染するようになった時である。パンデミックを引き起こし、人類に甚大な被害を与えることにもなりかねないのだ。現在、そんな事態に発展するのではないかと懸念されているのが鳥インフルエンザだ。現代は航空機や船舶による高速交通手段が発展している。鳥インフルエンザが人から人へうつるようになれば、あっという間に世界中に広まってしまうに違いない。

抗原連続変異と抗原不連続変異

かつて天然痘は恐るべき病気だったが、世界的な協調努力の末、困難を乗り越えて撲滅に成功した。

天然痘撲滅への取り組みを見れば、インフルエンザ対策がいかに難しいかがわかると同時に、将来への希望も多少は見えてくる。天然痘ウイルスはインフルエンザウイルスよりも撲滅しやすい病原体だった。その理由は二つある。第一に、天然痘ウイルスには野生動物の自然宿主がいなかったため、その中で変異を繰り返すことができなかったから。第二に、インフルエンザのように速いペースで変異する習性を持っていなかったからである。

インフルエンザウイルスなど多くのウイルスは、突然変異を無作為に繰り返す傾向がある。これを「抗原連続変異」と言う。インフルエンザウイルスの遺伝子構造は、時間がたつにつれ少しずつ変化していく。やがて人間の免疫システムが同じインフルエンザウイルスだと認識できなくなるほど変化すると、かつて持っていた免疫は役に立たなくなってしまう。

毎年世界中の科学者たちが、最新のインフルエンザウイルス株を予測してワクチンを作成し、子供や老人などの弱者を救おうとしている。しかし、一つのワクチンに入れられるインフルエンザ株の数には限りがある（通常3種）。また、今年効果のあったワクチンも、来年になればほぼ間違いなく効果はない。

しかもなお悪いことに、インフルエンザは「抗原不連続変異」と呼ばれる、劇的に変異する現象を起こす傾向がある。

インフルエンザにはA型、B型、C型がある。C型インフルエンザは毒性が弱く、散発的に流行する程度である。B型インフルエンザはC型よりもはるかに毒性が強く、エピデミックを起こす。もっとも致死率が高いのはA型で、パンデミックを引き起こす。「抗原不連続変異」が起きるのは、ある動物が2種類のA型インフルエンザウイルスに同時に感染した場合である。この動物の中で、2種類のインフルエンザウイルスの「遺伝子再集合」（表面の2種類のたんぱく質の型が置き換わる）が起き、人間が免疫を持っていない新たなウイルスを生み出すことがあるのだ。つまりインフルエンザウイルスは、徐々に変化していく（「抗原連続変異」）とともに、急にがらりと姿を変えることがある。最悪の場合、人間は全く免疫のないウイルスを相手にしなければならない。そうなれば恐るべきパンデミックが発生し、スペイン風邪に匹敵する大量の死者が出ることもあり得る。

パンデミックは、大半の人が免疫を持っていない新たなウイルス株が現れた時に発生する。発生時期についてはさまざまな予想がなされているが、パンデミックが周期的に発生するものであることはほぼ間違いない。インフルエンザが最初に記録されて以来、パンデミックはだいたい11～42年ごとに起きている。

20世紀には、過去最悪のパンデミックとなった1918～19年のスペイン風邪のほか、1957～58年と1968～69年にパンデミックが発生している。いずれのパンデミックでも懸念されていたのは、大勢の死者が出ること、そして、医師や看護師が感染してサポート態勢が崩壊することであった。スペイン風邪の時には実際にこのとおりのことが起きた。

さらに複雑なことに、現在世界中の人間に広まっているA型インフルエンザには、H1N1亜型（Aソ連型）とH3N2亜型（A香港型）がある。Hはヘマグルチニン（HAとも）、Nはノイラミニダーゼ（NAとも）のことである。どちらもウイルスの表面に存在するたんぱく質で、これらの種類に応じてインフルエンザウイルスの亜型を分類している。野鳥の調査により、HAには少なくとも16種類の抗原亜型（H1～H16）、NAには9種類の抗原亜型（N1～N9）があることがわかっている。HAとNAを使って亜型に分類するのはA型ウイルスだけだ。ウイルスがどのような表面たんぱく質を持っているかという情報はきわめて重要である。これらのたんぱく質の化学的特性をウイルス対策に役立てることができるかもしれないからだ。

抗原不連続変異はA型インフルエンザウイルス特有の現象であり、20世紀に3度パンデミックを起こしたのは、まさにこのA型インフルエンザウイルスである。A型ウイルスには、抗原連続変異と抗原不連続変異の両方を行えるというこの上ない強みがある。変異を繰り返せば、感染できる宿主を絶えず確保することができ、増殖に有利なのだ。

大規模なインフルエンザ・パンデミックは、中国南部から発生するという見方がある。それは、インフルエンザの自然宿主である水鳥がこの地域ほど密集しているところはなく、しかもそれに隣接して非常に多くの人間が暮らしているからだ。

昨今の鳥インフルエンザの流行は、人間社会と動物社会とのかかわり合いにより発生したものであることは間違いない。鳥インフルエンザウイルスが連続変異をしたり、豚などの動物の中で不連続変異を起こしたりすれば、人から人へうつるウイルス株が生まれるかもしれない。そうなれば最悪である。これについては第7章で詳しく扱う。

これまでの説明を読んで、数々の専門用語や、インフルエンザのさまざまな型や亜型に混乱し、途方に暮れてしまった人もいるかもしれない。しかしこれだけは覚えておいていただきたい。ヒトインフルエンザは自分自身の姿を無限に変える能力を持ち合わせている。

科学者でさえ分類に苦労することがあるぐらいである。ウイルスが複雑に分類されているのも、それだけ変種が多いからにほかならない。

絶え間なく変異するウイルスに後れを取ることなく研究を続けていくには、毎年何兆ドルというコストがかかる。研究が複雑になるにつれ、コストは上がるばかりだ。しかしそれもやむを得ない。抗原連続変異や抗原不連続変異に後れを取ったら最後、そんなコストなど比べものにならないほどの被害が出ることだろう。だからこそ先進諸国が先頭に立ち、コストのかかる研究を政治的にも社会的にも財政的にも支援しているのだ。

第2章　迷信の時代——古代〜17世紀

インフルエンザという名の病気を初めて記録に残したのはイタリア人である。「序」でも触れた『オックスフォード英語大辞典』には次のような説明がある。

インフルエンザの語源は？

インフルエンザ　影響《インフルエンス》のこと。中世ラテン語のinfluentia。英語のinfluenceに相当するさまざまな意味を持つ。1504年ごろからは、何らかの伝染病が流行することを指すようにもなった（超自然的な力や星の影響によると考えられたため。例・influenzo di catarro カタルの流行）。1743年には、当時イタリアで猛威を振るい、やがてヨーロッパ全体に広まった〝疫病〟（la grippe とも呼ばれた）そのものを指す言葉として用いられた。以後、発音も英語化され、その病気だけを指す名称として定着した。

他の文献もそれぞれ明確な年代を挙げているが、文献により年代は大きく異なる。例えば、イタリアの歴史家ブオニンセーニ父子が1580年に出版した『フィレンツェ史』の中で初めてこの言葉を使ったという説もある。

しかし、インフルエンザという言葉が生まれた正確な年代など大して重要ではない。その一般的な症状が確認され、インフルエンザという病名が当てられるはるか以前から、インフルエンザ自体は存在していたからだ。それまでは、昔からよくある熱病や風邪だと誤解されていたに過ぎない。

激しいせき、高熱、うずき、痛みといった症状を起こし、村や町全体に害を及ぼすほどの力を振るい、どこからともなく現れ、どこへともなく去っていく病気。インフルエンザという言葉は恐らく、このような病気を一まとめにした言葉だったのだろう。一度この言葉が使われ始めると、あっという間に世間に受け入れられ、外国語の中にも浸透していった。

インフルエンザだと確認できる最古の記録を見つけるのは至難の業だ。ケネス・キップルはその著書『ケンブリッジ人間の病気の世界史』の中でこう述べている。

インフルエンザの起源はわかっていない。霊長類種の感染症ではないため、人間の病気としてはさほど古いものではないと思われる。現在知られている限りウイルスが潜伏状態になることはない。また、感染した者にはたいてい効果的な免疫ができる。この2点から判断する限り、インフルエンザが旧石器時代や遊牧時代に広まったとは思えない。おそらく農耕が始まり、人間と家畜が密集して都市を形成する時代になってから広まったのだろう。なぜなら、小集団社会では、感染可能な相手がすぐに死ぬか免疫力をつけるかして、瞬く間に感染相手がいなくなってしまうからだ。しかし、免疫は短期間しかもたないため、はしかや天然痘が種を維持するのに必要なほど多くの人口は必要ない。

インフルエンザの起源に関する一般的な見解が、実にうまくまとめられている。インフルエンザが人間社会を襲い始めたのは有史時代に入ってから、と考えてまず間違いないだろう。

多くのインフルエンザウイルスが鳥（主に水鳥）を自然宿主にしている。そのため、インフルエンザが人間に感染するようになったのは、大量の家禽《かきん》を1カ所に集めて飼育する方法が普及した中世からではないかという意見もある。しかし明確にそうだと言い切れる根拠はない。文明が始まった頃、あるいはそれ以前から人間を脅かしていたのかもしれないし、15世紀ごろになってようやく感染するようになったのかもしれない。
1485年以降、イングランドの文献に〝粟粒熱〟という病気がたびたび登場するが、これは恐らくインフルエンザだと思われる。しかし当時の症状の記述があいまいで、ハンタウイルスによる病気だと考える専門家もいる。

文献にはこうある。「1485年8月22日、ヘンリー・テューダーがボズワースの戦いでリチャード3世を破った直後、ヘンリーの軍隊が突如〝粟粒熱〟に襲われた」。当時この文献を記録した人物によれば、それまで見たことのない病気だったという。これはインフルエンザなのだろうか？　今となってははっきりしたことはわからないが、インフルエンザかそれに似た病気である可能性は高い。

このように、かつて流行した伝染病の中には、インフルエンザではないかと思われるものがたくさんある。以下で、古代の記録の中からインフルエンザらしきものを選び出してみることにしよう。

古代

紀元前4世紀、古代ギリシャの偉大な医者ヒポクラテス（紀元前460〜370ごろ）は、さまざまな病気の症状を記録に残した。しかしあやふやな記述もあり、それらを現代の病気の分類に対応させるのはなかなか難しい。以下は、ヒポクラテスの著書『流行病』（編集注・邦訳は大槻真一郎、エンタプライズ、1985年）からの抜粋だが、そこに書かれている病気がインフルエンザに似ている。

この熱病はだいたい、プレアデス星団が空にある間、冬近くなるまで続いた。症状としては、初めにけいれんを起こすことが多い。子供の場合は特にそうだ。それから発熱があり、熱に付随してまたけいれんが生じる。病状が長引く場合がほとんどだが、他の疾患で致命的な状態にあるのでなければ、命を落とす危険はない。また、別の経過を示す熱病もあった。こちらは、一般に病状が途切れることなく続き、1日おきに悪化するという三日熱型の経過をたどりながら進行していく。このタイプは、当時発生していた熱病の中でもっとも症状が重く、もっとも長期にわたり、もっとも痛みが激しい。罹患《りかん》した当初は病状も穏やかだが、やがて全体的に熱が高くなる。

〝ヒポクラテスの誓い〟こそ現代の医師にまで受け継がれている名文だが、この文章はあまりにもあいまいだ。

ヒポクラテスを含め、古代の医師たちはみな〝体液〟が体を構成していると考え、それに基づいて病気の診断や治療に当たっていた。遠くルネサンス以降の時代にまで受け継がれた学説である。体液説によれば、血液、粘液、黄胆汁、黒胆汁のバランス次第で健康かどうかが決まる。黄胆汁は熱く乾いており、血液は熱く湿っているなど、それぞれの体液に特有の性質があるのだという。

ヒポクラテスの時代の少し前、大都市国家アテネとスパルタがペロポネソス戦争（紀元前431〜404）をしていた頃、突如として謎の疫病がアテネを襲った。インフルエンザらしき症状がいくつか見られるが、天然痘だった可能性もある。

アテネでこの疫病が発生したのは紀元前430年のことである。疫病を免れた人物の中に、古代ギリシャの歴史家トゥキュディデスがいる。彼は、偉大なる政治家ペリクレス（紀元前495〜429）の演説をまとめ終わると、早速アテネを襲った疫病の記録に取りかかった。当時アテネの人々は、スパルタ人のアッティカ侵攻を受け、城壁の中にたてこもって応戦していた。近くの畑に出かけることもままならず、狭い環境に大勢の人間が密集して暮らしていたのだ。疫病が急速に蔓延したのはそのためだろうが、いずれにせよ疫病はすでに東地中海沿岸一帯に広まっていたものと思われる。

この疫病により大勢のアテネ市民が死亡した。ある推計によれば、人口の4分の1から3分の1が病死したという。ペリクレスも疫病の犠牲になったらしい。

トゥキュディデスは疫病の症状を詳しく記している。記録から判断する限り、疫病の正体は、腺ペスト、はしか、チフス、天然痘、インフルエンザのいずれかだったようだ。トゥキュディデスによれば、この病気は最初エチオピアで確認され、エジプトやリビアを席巻した後、ギリシャ世界に襲来したのだという。

165年にも、壊滅的な伝染病が古代世界に猛威を振るった。ローマ軍が帝国東部での戦争から戻ってきた時に、疫病も一緒に連れ帰ってしまったのだ。この時には推計500万人が死亡した。ローマ皇帝が2人、この疫病の犠牲となったが、その1人マルクス・アウレリウス・アントニヌスにちなみ、この疫病は〝アントニヌスの疫病〟と呼ばれた。古代ギリシャの医師ガレノスが、その症状をいくつか紹介している。それによると、発熱、下痢、のどの炎症が見られたというが、膿疱性皮疹の記述があることから、きっと天然痘だったのだろう。

16世紀

ローマ時代の終わりから、いわゆる暗黒時代を経て中世後期に入る直前までの期間、残存する記録にインフルエンザらしき記述は見当たらない。インフルエンザは、古代ギリシャ・ローマ人が形成した組織的な定住社会にこそ適していたが、ゲルマン民族が営む半遊牧的な生活にはなじまなかったのだろう。ゲルマン民族とは東ゴート族や西ゴート族のことである。ローマ帝国末期に大移動を行い、それがローマ帝国崩壊の原因となった。

中世の人々を大いに悩ませたのは、腺ペストである。腺ペストはどんな自然災害よりも大きな被害をもたらした。1347〜50年には、ヨーロッパの人口のおよそ3分の1が犠牲となったと言われる。2500万人に相当する人数である（しかしこれほどのパンデミックも、1918年に世界を震撼させたスペイン風邪と比べると色あせてしまう）。

天然痘や腺ペストについては、当時の記録に記された病状を読めばだいたいそれとわかるが、インフルエンザとなるとそうはいかない。例えば、医師トマス・ショートが1749年に出版した著書『大気、天候、季節、流星等に関する総合年代史』に、1510年にイギリスを襲った伝染病の記述がある。

この病気は、罹患者に帽子やフードをかぶせたことから、ココリューシュもしくはココルチオと呼ばれた（ココリューシュは古フランス語で〝婦人用頭巾〟の意）。疫病はまず、マルタ島からシチリア島にやってきた。そしてスペイン、イタリアに上陸すると、そこからアルプスを越えてポルトガル、ハンガリー、ドイツの大部分、そしてバルト海へと広まった。さらには、風向きに応じて月ごとに東へ西へと場所を変え、やがてフランスやイギリスにも入り込んだ。病気はあっという間に各地を襲い、ヨーロッパ中を暴れ回った。激しいせきのため、耐えがたい頭痛、気だるさ、呼吸困難、声のかすれ、体力・食欲喪失、不安、不眠といった症状を呈し、その後寒気を生じる。あまりにせきがひどいため、窒息しそうになることも多い。

ショートがどんな資料を基にこの記録を書いたかは不明だが、非常に興味深い内容で、後代の数多くの報告よりはるかに詳細だ。気だるさ、呼吸困難、体力・食欲喪失といった症状から、明らかにインフルエンザだと思われる。しかし注意しなければならないのは、毒性の強いインフルエンザの場合、専門医でさえ診断を誤ってしまうような症状を示すことがあるということだ。1918年のスペイン風邪の際、世界最高峰の科学者の中にさえ、あれはインフルエンザではないと確信している者が大勢いた。症状がきわめて激しかったこと、感染してから死亡するまでの期間が短かったことなどから、だまされてしまったのだ。インフルエンザを引き起こす病原体がまだ見つかっていなかった当時、医師たちはまだ五里霧中の状態にあった。特徴的な症状を頼りに診断するほかなかった時代である。インフルエンザらしい症状でなければ、だまされてしまうこともあっただろう。1918年になってもなお病気を特定するのは難しかったのだ。それより数世紀も前の医師にはいっそう難しかったに違いない。

1510年に伝染病が流行する少し前の1492年、コロンブスがアメリカ大陸を発見した。するとそれから30年ほどの間に、中央アメリカのアンティル諸島の先住民がほぼ全滅してしまった。一般的には天然痘のせいだとされているが、最近の研究では、天然痘が初めてアンティル諸島にもたらされたのは1518年だという。しかしその頃までにはすでに大半の先住民が死亡していた。そこで考えられるのは、スペイン人がインフルエンザを持ち込んだ可能性が高いということだ。当時アメリカ大陸では、インフルエンザは未知の病気だった。当然先住民には免疫がない。そのような場合にはほぼ必ず致命的な影響が出る。

バルトロメ・デ・ラス・カサスは、1552年に出版された『インディアスの破壊についての簡潔な報告』(編集注・邦訳は染田秀藤、岩波文庫、1976年)の中で、先住民がヨーロッパの病気にかかると驚くほど高い確率で死亡したと伝えている。ヨーロッパの病気の中にはインフルエンザらしき病気も含まれていた。

トマス・ショートの前記書は、1510年に続き、1557年の秋から冬にかけて再びインフルエンザが流行した時の様子も伝えている。この時の記録には、イギリスの症例ばかりでなく、はるか遠くスペインの症例まで記されている。天然痘は1年中いつでも流行する可能性があったが、腺ペストはいつも暑い夏の盛りに被害が拡大した。一方インフルエンザは、冷たい風が吹き始める秋から冬にかけて襲来するのが一般的である。

またショートは、流行の前年に発生したエトナ山という火山の噴火にも言及している。これは、次のような理由からだ。当時火山の噴火は、何らかの天体環境と密接な関係があると考えられていた。インフルエンザもまた、超自然的な力や環境の有害な影響により発生すると広く信じられていた。そのため、火山が噴火すればインフルエンザが流行する可能性も高いと思われていたのである。

ショートの記録は疫病の症状を実に詳しく伝えているが、時々大げさな言葉を使いたがる傾向がある。例えば「1人たりともこの病気を免れることはできなかった」という記述がある。確かに疫病は、イギリスの主な人口密集地に急速に広まったことだろう。だが16世紀には大した交通手段もなく、往来はきわめて困難だった。それを考えれば、辺ぴな町や村にまでは疫病が広まらなかったとしても不思議ではない。実際、人里離れた小村であれば、大きな都市から感染者が訪ねてくることもなく、疫病の流行を免れることも多かったはずだ。しかし重ねて言うが、疲労感、せき、手足の痛み、発熱といった症状が記されているところからすると、当時イギリスを襲ったのはインフルエンザである可能性が高い。

ショートは、1580年に流行した疫病の記録も残している。

この疫病はさまざまな地域を襲った。罹患すると、まず疲労感、気だるさ、痛みが現れ、やがて発熱と震えの発作が全身（主に胸部と頭部）を襲う。そしてせきとともに、頭痛や腰痛といった症状が現れる。数日間熱が引いたかと思うと激しくぶり返す。一部の者は不眠に陥り、高熱を発して死亡した。他にも、精神錯乱で死ぬ者、体力を消耗して死ぬ者もいたが、迅速に適切な処置を施せば助かった。すなわち、放血、下剤、肺病薬、吸い玉療法、浣腸による解熱、強心性のアヘン剤、湿布といった処置である。

現代の医師なら誰もが知っているように、ショートが記しているこれらの治療法には病気の進行を食い止める効果など全くない。放血をしたせいでかえって病状が悪化したのではないだろうか。下剤は、ヒポクラテスがほとんどの病気に推奨《すいしょう》していたものだ。それを使用しているということは、この当時もまだ古代の治療法が推奨されていたに違いない。16世紀末になってもまだ他にいい治療法がなかったのだ。

ショートの記録には「この疫病はヨーロッパを越えて広まった」とある。しかし今となっては、1580年の疫病の流行がそれほど大規模なものだったかどうか確認することはできない。ショートが記している通り、実際に疫病がヨーロッパを含む世界中に広まったのであれば、パンデミックと見なすべきだろう。

1580年に流行したこの疫病は、翌1581年にやや姿を変えて戻ってきた。ショートによれば、イングランド北部に再びインフルエンザが襲来する前の1581年4月、「ヨークからさほど遠くないところで地震があり、一部の地域では建物が崩れ、揺れで教会の鐘が鳴った」という。ショートが引用した16世紀末の記録にも、ケントで「次の夜、大地が1~2度揺れた。翌5月1日にも同様の揺れがあった」とある。また、ネズミが異常発生したことにも触れている。

このように自然界の異変が描写されているのは、インフルエンザの原因が〝瘴気〟にあると長い間信じられていたからである。有害な空気や自然の異常によりインフルエンザが発生するのだと。

17世紀

1581年から1657年まで、日記や手紙、医療報告などの記録にインフルエンザが登場することはあまりなかったようだ。それは17世紀前半、人々の恐怖の的になっていたのがペストだったからにほかならない。ペストは1660年代まで周期的に流行を繰り返し、1665年にはロンドンなど各地で甚大な被害をもたらした。ロンドンでは、1年後の1666年に大火が発生したおかげで、この流行を食い止めることができたと言われている。

インフルエンザも、1610年にヨーロッパを席巻したことがあるようだが、罹患率こそ高かったものの死亡率は低かったという。これを除けば、1581年から1657年までの間インフルエンザが流行したという記録はほとんどない。

過去に発生した疫病を正確に分析するのは難しい。それは当時の記録が、ネズミの大量発生や火山の噴火、地震などの自然現象ばかりにとらわれ、現代の科学者が必要とする情報を伝えていないからだ。しかし当時の人々には、病気の原因が目に見えない生命体だとはとても想像できなかったのだから仕方がない。

次にインフルエンザが本格的に流行するのは1658年である。この時には、医師ばかりか多くの文筆家も記録に残すほどの広まりを見せたようだ。

だが、インフルエンザの流行を伝える昔の記録のほとんどは、パンデミックではなく、エピデミックである。あやふやな記録も含めれば、ヨーロッパを越えて広まった伝染病の記録もないわけではない。しかし、きわめて遅い交通手段しかなく、国家間の連絡はおろか、国内の都市間の連絡さえままならなかった時代である。はるか遠くの国々にまで広まった伝染病の情報を入手することができず、記録があやふやになってしまっただけなのかもしれない。確かな証拠がないからといって、パンデミックがなかったという証拠にはならない。

第3章　理性の時代——18世紀

記録上確認できる最初のインフルエンザ・パンデミックは、１５８０年の大流行である。この時には、ヨーロッパ、アフリカ、アジアに広まったと報告されている。それ以前の流行については、世界規模にまで拡大したかどうか記録を見てもわからない。

18世紀に入った頃から、パンデミックが何度も記録に登場するようになった。もちろん、中世以前からなじみのエピデミックもたびたび発生した。インフルエンザは周期的に戻ってきては人間集団に繰り返し感染している。中世が終わってから現在に至るまで、インフルエンザが流行しなかった年はせいぜい10年か20年しかない。

診断精度の向上

イングランドでは、17世紀末からインフルエンザと思われる病気の記述が次第に詳細になり、信頼性のある記録が数多く見られるようになった。18世紀に入り、いわゆる啓蒙の時代になると、それまであやふやだった診断や治療法が改善され始めた。つまり、科学的な考え方が普及し、医師はどんな病気の症状でも詳しく説明できるようになったのだ。そのため、数多くの病気の中からインフルエンザを特定することが容易になった。

交通手段も発達した。その結果、国内はおろか、時には国境を越えて蔓延する病気さえきちんと追跡できるようになった。しかし交通手段の発達には負の側面もあった。1782年にはヘイガースという医師が、駅馬車のせいでイングランド北部に疫病が広まった例を紹介している。「1782年、1人の紳士がロンドンからチェスターに疫病を持ち込んだ。27時間で182マイル（約300キロメートル）移動したことになる。そう考えれば、これほど短期間にグレートブリテン島全体に疫病が広まったのも納得がいく」。

私たちの知る限り、1580年のパンデミック（第2章参照）以後1世紀以上もの間、パンデミック規模のインフルエンザの流行はなかったようだ。確かに、その間も地域的な流行が周期的に発生していたことは証明されているのだが、世界的な流行については記録がない。

しかし人の移動が容易になり、大勢の人が頻繁に移動するようになると、インフルエンザの蔓延する範囲は飛躍的に拡大し、その毒性も劇的に高まった。18世紀半ばにヨーロッパと東洋の貿易が大いに発展したこともあり、18世紀にはパンデミックが3度、パンデミックに匹敵する大規模なエピデミックが2度発生している。比較的インフルエンザの被害の少なかった17世紀とは対照的である。東西貿易の拡大と、世界各地を結ぶ交通手段の発達。この二つが、18世紀に発生したパンデミックやエピデミックと密接な関係にあることは間違いない。

1729~30年のパンデミックについては、同時代の文筆家、医師、政治家が詳細な記録を数多く残している。その中からジョン・ハクサム医師が1758年に出版した『大気と疫病の観察』の一節を紹介しよう。パンデミックから20年以上も後に書かれたものだが、ハクサム自身の経験と観察に基づいている。

その頃、ある疫病がこの地方を襲った。これほどありとあらゆる地域に蔓延した病気は覚えがない。この病気を逃れた家は1軒もなかった。物乞いの掘っ立て小屋にも貴族の宮殿にも病気は忍び込んだ。どの町や国を見ても、発病しなかった者はほとんどいない。老いも若きも、体の丈夫な者も虚弱な者も、誰もが同じ憂き目に遭った。疫病が恐るべき力で広まり、やがて国全体を席巻していくさまを見て、私はこの病気の簡単な来歴と動向を書き留めておこうと思った。

この疫病は、2月の初めにコーンウォールとデボンシャー西部で猛威を振るった。10日土曜日になると被害はプリマスにも及んだ。その日のうちに多くの人が発病したが、翌日にはさらに大勢の人が病に倒れた。3月18日あるいは20日までに罹患しなかった者はほとんどいなかった。

私が当時処方していた主な薬は、水に溶かしたマッコウクジラの鯨油《げいゆ》、あるいは非常に薄い乳漿《にゅうしょう》である。通常これらはせきを鎮め、発汗を促す作用がある。放血をしても呼吸困難やたんが残る場合、アンモニアゴムの溶液を投与するといい。この病気は肺炎に性質が非常に似ているため、肺炎と同じ治療をすると効果があるようだ。例えば、粘り気のあるたんを切るために強い肺病薬を処方する、脚に水疱を作る、時には吐剤や軽い下剤を与える、といった治療である。

疫病の動向を丁寧に記録した本書を読むと、現場の様子が説得力を持って伝わってくる。ハクサムは医師として開業して以来、プリマス地区でさまざまな患者を診てきた人物である。ここに記されている病気がきわめて毒性の強いインフルエンザであることは疑いようがない。しかしこのパンデミックの場合、罹患率は非常に高かったが、死亡率はそれほど高くなかったようだ。一般的なインフルエンザ同様、このインフルエンザで死亡する可能性が高かったのは、幼児や老人など免疫力の弱い人間だけだった。
かつては、疫病の蔓延した地域を幅広く取り上げた記録はほとんどなかった。遠方の情報を入手するのが困難だったため、状況の分析ができなかったからだ。その例外とも言えるのが、1751年に出版された医師ジョン・アーバスノットの『大気が人体に及ぼす影響に関する考察』である。

驚くべきことに最近、大気の影響により、地球上のほぼ全域に同じ疫病が蔓延したことが2度もあった。1度目は1728年、2度目は1732年後半から1733年初めにかけてである。

この書を読むと、いわゆる〝新医学〟というものが現れ、それに基づいて病気を詳細に記述しようとしていることがわかる。しかし病気を霧や風などと結びつけ、大気の有害な影響により発生するものと見なす古い考え方が、まだ随所に見られる。

医学に対する意識の変化

当時、医師同士の連絡ネットワークとして医学会が形成されつつあった。18世紀にはまだ郵便の配達が遅く、雑誌や書籍の印刷や配布も困難だったため、こうした形で情報を共有していたのである。

このように18世紀になると、科学的な学会《ソサエティ》があちこちに設立された（詳しくはジェニー・アグロー著『ルナー・ソサエティの人々』を参照）。雨後のたけのこのように乱立していたと言ってもいいだろう。イギリス中の主要都市はおろか、田舎町にまで学会が組織されたのだ。それは、〝啓蒙の時代〟の人々の心に育まれたあの発見意欲、知識欲から生まれたものだった。

18世紀の先駆者たちは、過去から受け継いだ考え方や行動様式をうのみにする姿勢を改め、ひたすら新しいものを追い求めた。こうした発見や研究への動きはきわめて幅広い分野に及んだ。ジェームズ・ワットが開発した堂々たる蒸気機関も、ジョサイア・ウェッジウッドがデザインした革命的な陶器も、同じ流れの中に位置づけられる。この2人はともに〝ルナー・ソサエティ〟の会員だった（会合場所への移動に困らないよう月《ルナー》の明るい夜に開催されたことからその名がついた）。有名な自然科学者チャールズ・ダーウィンの祖父エラズマス・ダーウィンも会員の1人である。彼はイギリス一の博識家として知られているが、本業は医師であり、医術者としても圧倒的な名声を博していた。それは彼が、新時代にふさわしく、効果が証明されている治療法しか信じなかったからだ。

こうした医学会の一つ、エディンバラ医学会の会報に、1732〜33年のパンデミックに関する記録がある。

この病気は、それだけで死ぬことはない。しかし、貧しい者、老齢で体力のない者、他の病気で疲弊していた者の多くがその犠牲となった。この病気がいかに甚大な被害を与えたかを示す指標として、以下の事実を挙げておきたい。エディンバラの死者はみな、グレイフライアー教会付属の墓地に埋葬されるが、今年1月に埋葬された死者は、例年1月に埋葬される死者の倍に跳ね上がった。ここで次の事実を指摘しておくのも不適切ではないだろう。人間にこの熱病が流行する前、10月の終わりごろから11月の初めにかけて、この辺り一帯の馬に、鼻水やせきの症状が広く見られた。

この疫病はヨーロッパ全土に蔓延し、アメリカにまで飛び火した。おそらく、これほどの広まりを見せた疫病は記録にないだろう。

1775年に発生した疫病も、ヨークでかなりの罹患者が出たらしく、数多くの記録が残されている。ただし、罹患率は高かったが、死亡率は比較的低かったようだ。ホワイトという医師が同年12月22日にヨークから出した手紙に、その時の模様が記されている。

この疫病が現れたのは、ロンドンよりもこちらのほうが早かったようです。10月末ごろには罹患者が出始め、11月初めには街全体に広まり、その頃には家族全員が不調を訴える家庭も多くなりました。どの家庭もこの病気を免れることはできませんでした。私自身も、11月2日に発病しています。病気はあっと言う間にかつてないほどの広まりを見せましたが、12月の第1週にはかなり勢いも弱まり、今では完全に消え去ったようです。

発熱は弛張熱《しちょう》に近く、たいていは徐々に弱まっていきます。どの罹患者の場合も、午後に悪化し、それが翌朝の3～4時まで続きます。その頃には適度に発汗したおかげで体も楽になり、数時間穏やかに眠ると、寝起きがずいぶん楽になります。このような病状が数日続きますが、途中寒気に襲われることはありません。私の場合、寝込んでいた4日間の脈拍数は、午前中が90（普段より15多い）、夕方は115でした。同じような値を示した人は他にもいました。

この病気になった人には、神経系の不調も見られました。けいれん性のさまざまな症状が発生し、脈が全体的に穏やかだったにもかかわらず、不安、気分の落ち込み、落ち着きのなさといった異常が見られました。

1781〜82年のパンデミック

18世紀前半のエピデミックやパンデミックも確かに甚大な被害をもたらしたが、その規模にかけては、1781〜82年のパンデミックに遠く及ばない。歴史家の間でほぼ意見が一致している通り、このパンデミックは、当時、史上空前の罹患者を出したと言われている。今となっては、なぜこのパンデミックがそれほど壊滅的な被害をもたらしたのか、明確な理由を知ることはできない。他のパンデミック（例えばスペイン風邪）と比較分析することも困難である。何しろ18世紀では、証拠となる史料が足りないのだ。その当時世界を震撼させたインフルエンザウイルスの遺伝子構造を知ることなど到底できない。

その原因は鳥インフルエンザウイルスだったのか、それとも、人類がほとんど免疫を持っていない型に変異したヒトインフルエンザウイルスだったのか？　憶測するのは容易だが、実際のところは何もわからない。私たちにわかるのは、この疫病が世界中に蔓延して深刻な被害を与えたことだけだ。それでも当時の人々は、この疫病により混乱した社会の様子はもちろん、罹患した人々の痛みや苦しみまで、さまざまな形で書き留めておいてくれた。英国の医学振興協会の要請により編纂《へんさん》され、1784年に出版された『1782年の流行性カタルに関する報告』も、そんな記録の一つである。この中でエドワード・グレイ医師はこう記している。

ある疫病について記す時には、すでに記録にある同種の疫病と比較するのが当然なのかもしれない。そうしたければ、カレン医師が記した『系統的疾病分類学概要』の〝伝染性カタル〟の項を見るといい。流行したインフルエンザを年代順に並べた膨大なリストがある。それを参照すれば、当のインフルエンザのタイプを割り出すことができるだろう。ところが今回のインフルエンザは、人や場所によりさまざまな形態を取った。その中には、かつてどこかで流行したインフルエンザと似た部分があったかもしれない。しかし全体的な特徴を考えると、このインフルエンザはいくつかの点で、これまでに発生したインフルエンザとは異なるように思われる。罹患者の数、流行した範囲について言えば、このインフルエンザに匹敵するものはほとんどない。これを超える例となると皆無だろう。もちろん一部の地域に限れば、かつて流行したインフルエンザのほうが罹患者が多かったということはあるかもしれない。1775年のほうが被害が大きかったというところもあるだろう。だが全体的に見れば、史上最大級の被害をもたらしたと言って間違いないのではなかろうか。

インフルエンザは、時がたつに従って少しずつ形態を変え、以前とは異なる作用をもたらすようになる。前記の文章はそれに初めて触れたものである。抗原連続変異（第1章参照）により急速に変化していくインフルエンザの特質が簡潔に表現されている。続いてグレイは、疫病が瞬く間に広まっていく過程を考察している。

ロンドンに現れる以前にこの疫病がどのような来歴を経てきたのかについては、信《しん》憑《ぴょう》性のある情報がきわめて乏しいため多くはわからない。確かなのは、1781年12月から1782年1月にかけてモスクワで、1782年2月にサンクトペテルブルクで流行したということ、そしてこのインフルエンザがロシアのトボリスクからやってきたということだけである。恐らく中国からトボリスクに渡ったのだろう。

そう考えられるのは、1781年10月から11月にかけて、東インド諸島各地でこのインフルエンザと同じような症状の病気が流行したという報告があるからだ。

シモンズという医師の報告によると、彼がウェストミンスター診療所でインフルエンザの治療を行った患者96人のうち、50人が女性、46人が男性だったという。全体的に見れば性別による相違はなかったようである。ところが年齢層別に比較すると、当惑するような結果が出る。「老年層は中年層よりも罹患しにくいが、いったん罹患するとたいてい重症化する」。

当時はまだ、免疫システムについても、伝染病が広まる仕組みについても詳しいことがわかっていなかった。そのため、疫病の動向が一貫していないように見える場合には、医師も当惑するほかなかった。

ロンドンでは、一家全員が罹患しなかったというケースも珍しいことではない。例えば、レッド・ライオン・スクエア近くに住んでいるある家族は、子供や召使を含め総勢13人で暮らしていたが、誰一人罹患しなかった。また、1775年の疫病に罹患しなかった人の多くが1782年の疫病に罹患し、1775年の疫病に罹患した人の多くが1782年の疫病に罹患しなかったことが確認されている。

人類に壊滅的な打撃を与えた1918年のスペイン風邪には著しい特徴があった。流行後期に罹患した人は、流行前期に罹患した人よりも重症化する傾向があったのだ。現在では、その理由はこう考えられている。前期に襲来したインフルエンザウイルスは毒性が弱く、それに感染した人は重症化することなく回復し、免疫を身につけた。やがてウイルスが変異し、毒性の強いウイルスに姿を変えて再び襲来した。すると、免疫のない人はそれに感染して重症化したが、先に免疫をつけていた人はある程度感染を免れることができた、というわけである。ウイルスの毒性が弱いうちに免疫をつけることができた人は幸いだったと言える。

これと同じようなことが1782年にも起こったらしい。エドワード・グレイ医師の報告にはこうある。

インフルエンザ流行期の後半に罹患した人は、重症化し、長く患う傾向があることが確認されている。ただしこれは、インフルエンザが再発した人には当てはまらない。再発の場合、2回目の症状のほうが1回目よりも軽いことが多い。2回目のほうが軽くすむのは、同じ疫病に2度かかることがあまりないのと同じ理由によるものだろう。

1918年のパンデミックと1782年のパンデミックの治療法では、もう一つ類似点がある。それは、アヘン剤が使用されたことだ。もっとも、現在でもせき反射を抑えるため、同じようなアヘン剤が処方されるケースはある。

インフルエンザに対する理解の高まり

18世紀も終わりに近づき、科学的発見と産業革命の時代がすでに始まっていたが、文筆家や歴史家はもちろん、医師にさえインフルエンザの原因はいまだ謎のままだった。ただし以下に示すグレイ医師のように、常識的な推論を重ねることで、インフルエンザが伝播《でんぱ》する仕組みを半ば解明していた人もいた。

インフルエンザがどのように発生し、どのように広まっていくのかということについては、さまざまな説がある。第一に、天候の状態により発症するというものだ。この説によれば、インフルエンザもただのカタルである。寒くなったり雨が続いたりするとよくカタル症状が出るように、大気の質が目に見えて変化した時に発症する。そう考えると、現在流行しているインフルエンザは、過去のインフルエンザとも、同時期に別の場所で流行しているインフルエンザとも関係がないことになる。第二に、1人ひとりがそれぞれ病原に感染することで発症するというものだ。これは、大気の質とは全く関係ないが、インフルエンザの原因が大気の中に存在し、大気によって運ばれるという考え方である。しかし、もっとも広く支持されているのは、接触感染により発症するという説だ。つまりインフルエンザは、感染者によって運ばれ、感染者に接触もしくは接近することによって広まる、というものである。

インフルエンザの原因をあれこれと考察しているうちに、真実にきわめて近い答えを導き出した医師がいたのだ。グレイの以下の文章は的を射ている。

「インフルエンザの全般的な動向を考えると、インフルエンザは人との交渉を通じて広まるという意見を支持したい」

一部の医師は今や、汚らわしい〝瘴気〟や霧からインフルエンザが発生するという考え方から解放されつつあった。グレイは、インフルエンザの原因が天候にあるとする考え方にさえ否定的だ。リバプールの医師ホールストンはある手紙の中で、グレイのこの洞察力に富んだ分析を支持し、こう主張している。

「多くの情報を総合的に判断すると、インフルエンザは接触感染で広まると考えられます」

以下の手紙の内容はさらに優れている。1780年代にグレート・ヤーマスの医師マクイーンが、ロンドンの知人へ宛てた手紙の一節である。

私は今回のインフルエンザが、大気中に発生した何らかの物質のせいで広まったのではなく、人間の呼気により広まったのだと思っています。この病気に対する自分自身の経験、入手した報告書に書かれていた内容、インフルエンザと伝染病との類似点、すべてを検討した結果、この結論に達したのです。大気がそのような物質を生み出すことを証明するのは難しいと思います。インフルエンザは不定期ながら、1世紀の間に10~12回も発生しています。それなのに自然科学者たちは、この物質の正体をいまだに突き止められないでいるのです。しかし、私がこの見解に自信を持っているとは考えないでください。大気の状態によっては、人間の呼気がさほど広まらないこともあるでしょう。地球上のあれほど広大な地域にインフルエンザが蔓延したことを考えれば、大気中で何らかの物質が発生しているという説のほうが正しいのかもしれません。ただ、インフルエンザの症状と、伝染性の呼気が生み出す症状とが、あらゆる点で類似しているということだけは言っておきたいと思います。

伝染については、もう一つ言いたいことがあります。このような見解は、どの医療報告にも見たことがありませんが、私はこう主張したいと思います。つまり、伝染性の呼気は人体の粘膜部分に滞留する傾向があり、こうした粘膜部分で最大の力を発揮する、ということです。例外なくそうだとは言いませんが、この見解はほとんどの伝染病に当てはまると思います。

医学知識の普及

18世紀、医学は目覚ましい進歩を遂げ、それとともに医学の組織化も飛躍的に進んだ。医師たちは、次々と出版される医学雑誌の記事を通じて、次第に観察記録や学説を共有するようになった。また、18世紀の間に病院同士が情報交換を行うようになり、こうした関係が国境を越えてヨーロッパ全体に、さらにはそれ以上の広まりを見せるようになった。その結果1800年になると、医療の実用的効果は50年前に比べて格段に向上した。何も知らない医者が、当て推量と下らない迷信と自分の勘だけを頼りに治療を行っているイメージは、もはやぬぐい去るべきだろう。実際、当時の医師は、国内各地はおろか外国とも連絡を取り合い、最新の学説を学ぼうと努力していた。

その一例として、先ほど紹介したグレート・ヤーマスの医師マクイーンが、1782年にロンドン王立協会に提出した報告を挙げよう。ヘブリディーズ諸島を構成する島の一つ、セントキルダ島における風邪やインフルエンザの動向が記されている。

島民たちは浜辺で管理人を出迎える。管理人に対する敬意から、あるいは知的好奇心に駆られて、島民全員が集まってきて管理人と随行員を取り囲む。すると何が起こるだろう？　翌日管理人の接見式が行われても島民はほとんどやってこない。みな、カタルや風邪で寝込んでいるからだ。病気が急速に島内に広まり、管理人が到着して24時間もすると大半の島民が病に倒れてしまうのである。せき、頭痛、くしゃみといった症状が出るらしい。毎年このような事態が発生するため、島民は管理人が来訪すると必ず病気になると覚悟しているらしい。

数少ない効果的な治療法

この頃になると、人間同士の接触により感染因子が広まることを証明しようと、さまざまな論文が発表されるようになった。このように病気の性質や伝播の方法については、注意深い観察により理解が深まりつつあったが、いざ治療となると、1世紀以上前と同じ治療法が行われていた。治療の要はいまだに放血だった。フォザギルという医師は1790年に発表した論文の中で、インフルエンザが「体内にひどい炎症」を起こした場合、患者から薬用計算で8オンス（約250グラム）、血液を抜くよう勧めている。一方、患者が胸部の痛みを訴える場合は、放血を行ってはいけないと述べている。しかし、こうした治療の根拠は説明されていない。

アヘン剤（アヘンチンキだと思われる・次章参照）を除けば、18世紀の医師が利用できる実用的な治療法はほとんどなかった。中には患者に安静を促し、食欲がある時にたくさんの水分や食べ物をとるよう勧める賢明な医師もわずかながらいたようだ。こうしたアドバイスは、現在でもインフルエンザの治療に効果がある。すでに医療現場から姿を消して久しいが、当時よく行われていた他の治療法に水疱形成と吸い玉療法（次章参照）がある。これらは、脈拍数を上げたり、うっ血を取ったりする働きがあると考えられていた。

アメリカでも、1789〜90年にインフルエンザが大流行している。当時このインフルエンザは、1782年にヨーロッパで大流行したインフルエンザと同じものだとする見方が強かった。だが、インフルエンザウイルスが変異する速さを考えると、その可能性は低い。しかし、1789〜90年にアメリカを襲ったウイルスが、1782年にヨーロッパを襲ったウイルスと何らかの関係があることは間違いないだろう。

18世紀になってから医学は長足の進歩を遂げたが、インフルエンザの正体や対処法についてはまだ医師の間で混乱があった。とはいえ、インフルエンザの症状や動向を丹念に分析し、治療に役立つ優れた見解を発表する医師もわずかながら現れつつあった。19世紀に入ると、イギリスを始め各国で産業革命が本格化し、医学は加速的に進歩していく。しかし、パンデミックを防ぐ手立てはまだ当分見つかりそうもなかった。

第4章　狭まりゆく世界——19世紀

1803年に発生したインフルエンザの大流行をパンデミックと呼ぶのは語弊《ごへい》があるかもしれない。当時の記録を読んでも、このインフルエンザがどこまで広まったのか正確な情報がつかめないからだ。イングランド、ウェールズ、スコットランド全域に急速に広まったのは間違いない。それから20年以内に書かれたさまざまな記録から推測するに、このインフルエンザは、前年の後半にパリで確認されたインフルエンザと同じものらしい。それがオランダに渡り、やがてイングランド東海岸に襲来したのだ。ロッテルダム―ハリッジ間を往復していた商船に罹患者が乗っていたに違いない。

町から町へ、人から人へ

あるイギリス人医師が、このインフルエンザが蔓延していく過程を記録している。

この疫病は、1月に入って初めてロンドンで確認されたらしい。そしてほぼ3カ月をかけてイングランド中に蔓延した。だいたい、ロンドンからまず北へ向かって広まり、その後イングランド西部で大いに猛威を振るったというが、いくつか例外もある。例えば、イングランド西部のトーントンには早くも1月15日に現れている。北部のチェスターで最初の罹患者が出たのは、それよりも遅い1月30日である。

疫病は、隣接する地域に順々に広まったわけではない。まるで気まぐれに行き先を決めているかのように、遠く離れた地域に点々と出没した。イングランド南部のポートシー、イングランド北部のハル、イースト・レトフォード、この3カ所ではほぼ同じ日に疫病が発生している。ドンカスターではその2週間前、ニューアークでは3週間前に発生しているが、どちらの街もイースト・レトフォードから18〜20マイル（30キロメートル前後）しか離れていない。イングランドに初めて罹患者が出てから6〜7カ月後に、ようやく疫病は姿を消した。疫病の病原性が持続する期間に変わりはないはずだが、一般的に疫病が早く現れた場所では、消えるのが遅かった。

19世紀初頭の医師はまだ病原体について何の知識もなかったが、せめて詳細な記録だけでも残そうと、自分の目で見たことを丁寧に書き留めている。しかし、こうした観察結果から導き出される推論には、事実からかけ離れているものも多かった。

アイルランドの医師キャラマンは、1803年春に発表した論文の中で、二つの見解を提示している。一つは、疫病はまず都市や街で流行し、それから近隣の村に広まるということ、もう一つは、田舎の住民が疫病にかかると、都会の住民よりも重症化する傾向があるということだ。これらの見解はやがてスペイン風邪の際に、インフルエンザ・パンデミックの一般的特徴として証明されることになる。都会の住民が比較的軽症ですむのは、都会は絶えずさまざまな伝染病に襲われているため、それだけ幅広い免疫ができているからだろう。

19世紀になってもまだ、インフルエンザの原因は天候の変化にあると広く信じられていた。と言ってもこれは、そう考える癖がついていたというだけの話だろう。現場の医師は、もっと現実的な問題に取り組んでいた。例えば、疫病はどのように人から人へうつるのか、といったことである。サマーセット州ブリッジウォーターの医師サイムズは、1803年4月9日にロンドンの医師に送った手紙の中で、2月に流行したインフルエンザについてこう述べている。

「この近隣には、都会の住民との交際が全くない村がたくさんありますが、こうした村にはインフルエンザは発生しませんでした」

サイムズは、インフルエンザから身を守るには、人と接触しなければいい（患者を隔離すればいい）ということを直感的に悟ったのだ。しかし一般の人々はまだ、インフルエンザは風や瘴気により広まるものと信じ、いつ襲来するかと絶えずびくびくしていた。

医師が病気を現実的に把握できるようになったのは、これまでの常識よりも、観察や経験を信頼するようになってきたからだ。しかし1803年当時、すべての医師がこのような考え方をしていたわけではない。どの職業でも、保守的な人間と革新的な人間が同居していた。また、現場の経験や観察と言ってもすべてが同じではないため、さまざまな結論が生まれた。しかし、当時の人々がインフルエンザの性質を理解できなかったとしても無理はない。実際にインフルエンザの病原体が発見されるのは、100年以上先の話なのだ。

イギリス・ミッドランド地方のシュルーズベリーやアッシュボーンといった街で診療を行っていた医師ウッドフォードは、いささか異なる見解を示している。

「大きな都市や街は人口が多く、必然的に罹患者も多くなるため、当然注目を集めるようになる。だからこそ、疫病は最初に大都市を襲い、そこから周囲に広まっていくという性急な結論が出てきたのではないか」

インフルエンザはどのように蔓延し、どのような人に感染するのか？ その傾向を導き出そうとする努力は多くの記録に見られるが、そこに披露されている推論の大半は、その場限りのものか、噂に基づいたものでしかなかった。全く見当違いの推論を立てる医師もいた。ある医師はこう記している。「ヨークシャー州リゲートの救貧院では、200人が油を使った毛布製造に従事しているが、インフルエンザに罹患した例は1件もなかった」。この医師は明らかに、毛布の製造工程で使用する油のおかげで感染しなかったと思い込んでいる。今から見れば、このような素朴な考え方には微笑を禁じえない。

全国各地のさまざまな報告を見ていると、なぜか誰一人インフルエンザに罹患しなかったという地域はたくさんある。ミッドランド地方の中心に位置し、昔も今も工業の盛んな都市バートン・アポン・トレントもそんな場所の一つだ。ホワーテリーという人物がこう報告している。

「今年初めにほぼイングランド全域に広まった疫病は、喜ばしいことに、この都市にもその近隣にも現れなかった」

説明のしようがない事例に直面すると、昔から伝わる説を持ち出す医師もあった。一部の地域では、霧や瘴気からインフルエンザが発生するという説はまだ一掃されていなかったのだ。しかしある医師がこの説に新展開をもたらした。イングランド東部の沼沢《しょうたく》地帯にインフルエンザの被害が少ないのは、雨が多く湿度が高い気候のおかげであると考えたのだ。これは、当時にしてみれば斬新な意見だったに違いない。沼沢地帯は低地でじめじめしており、誰からも健康に有害な場所と見なされていたからだ。この医師は、かつて疫病の原因とされた水と湿気の価値を、180度転換させたことになる。その説明を見てみよう。

ウィズビーチの町にはインフルエンザを防ぐ天然の防壁があった。近隣の村々にもこれまでインフルエンザが訪れることはなかった。このように、インフルエンザが訪れない地域は国内にたくさんある。その理由をどう説明すればいいのだろうか？　もちろん罹患者と接触がなかったわけではない。人里離れた地域でさえ発生しているくらいだ。ここで一つ、私が現在住んでいる地域のことを述べてみたいと思う。ここはきわめて特殊な地域である。さほど大きくない川が数本、緩やかに海へ流れているが、それよりも注目すべきは水路だ。ウィズビーチを中心とした半径20マイル（約30キロメートル）四方を、4～5エーカー（1万6000～2万平方メートル）ごとに区切るように無数の水路が走っている。これらの水路にいっぱい水がたまっている時には住民は健康だ。しかし水路の水が減るにつれて、この地の風土病の罹患者も増える。この冬と春、この地域ではとても雨が少なかった。特に春になってからは日照りと異常な暖かさが続いた。だから、風土病と相まってインフルエンザが悪化したのではないだろうか。つまり、インフルエンザは私たち自身の体調の変化によって生じたのだ。他の地域の人々と接触することがなくても、インフルエンザはこの地域に発生しただろう。

19世紀初頭にはもう、このような考え方はいかにも古めかしく見えたことだろう。「インフルエンザは私たち自身の体調の変化によって生じる」というくだりは時代遅れと言うほかない。当時すでに、インフルエンザが人から人へ伝染すると考えていた医師はたくさんいた。しかし、まだ自覚症状がない感染者からうつることもあるため、先進的な考え方をしていた医師も困惑せざるを得なかった。

1803年のインフルエンザの症状

19世紀に入って初めて大流行したインフルエンザの症状はどのようなものだったのか？ほとんどの罹患者がインフルエンザの典型的な症状を示したようだ。イングランド西部から北東端部に至るまで、あらゆる地域の医師や文筆家がこう記している。「不意に疲労感や倦怠感に襲われ、やがてかすかに寒気がし、周期的に熱の発作が出るようになる」。

インフルエンザ特有の問題に気づいていた医師もいた。インフルエンザの症状は、人により大きく異なる。また流行を繰り返すたびに変化する。それが、インフルエンザの性質や治療法を探るうえで大きな障害となるのだ。流行を繰り返すたびに症状が変わるのは、急速に変異するウイルスの特徴である。

症状や動向を正確に把握することで、インフルエンザをきちんと特定することはできるようになっていたが、それでもまだ医師の判断には混乱が見られる。当時の観察記録を見ていると、紛らわしい無関係な事実がよく挿入されているが、ある医師は、インフルエンザの症状をきわめて正確に描写した後、次のような内容を追記している。

ダブリンでは、インフルエンザが広まっていた頃、犬が目を痛がっていた。ガースタングでは、インフルエンザが発生する2カ月前の2月、豚にきわめて死亡率の高い疫病が流行した。ガースタングの街やその近隣では、この疫病のため豚は1匹残らず死滅した。

この医師は他にも、人間のインフルエンザとは明らかに関係のない動物の疫病を並べ立てているのだが、その中である重要な動物の名を挙げている。それは豚だ。豚は、毒性の強い新型インフルエンザウイルスの誕生に重要な役割を果たしている。後に詳しく説明するが、豚は豚インフルエンザウイルス、鳥インフルエンザウイルス、ヒトインフルエンザウイルスいずれにも感染する。豚の体内でこれらのウイルスが交雑し、毒性の強い新型のウイルスが生まれると考えられている。

1803年の大流行より前の時代には、インフルエンザが個々の人間にどのように伝染していくのかということを綿密に分析した例はほとんどなかった。感染に至る各人の行動を記録している例などまずない。ところが1803年以降になると、こうした記録が少しずつ現れ始めた。例えば、ブレントウッドのある医師が1803年に記した論文がある。この医師は、総合的な内容を記すのではなく、流行直前のブレントウッドの住民の行動を調査し、流行の源となった人物を特定している。

このような内容は当時としてはきわめて貴重だが、この医師もまだ、インフルエンザの流行には何か訳のわからないものが影響していると記している。

19世紀初頭の人々がインフルエンザについて何かを知っていたとしても、当時の医学レベルでは、インフルエンザに対抗できるはずもなかった。しかし当時の人々は、インフルエンザの正体とその伝染方法について、自分たちが思っている以上によく理解していたようだ。

天然痘の教訓

この数年前、1796年にエドワード・ジェンナーはひょんなことから、当時もっとも恐れられていた天然痘から身を守る方法を発見した。人体に小さな傷をつけ、そこに牛痘に感染した人の膿《うみ》を植えつける。こうしてわざと牛痘に感染させると、天然痘の免疫ができるのだ。いちかばちかの方法ではあったが、そのような方法を取った背景には確固たる事実があった。人間が牛痘に感染すると、膿疱はできるが症状は軽く、治癒した後は決して天然痘に感染することがない。ジェンナーは理由がわからないながらもその事実に気づいたのだ。なぜ天然痘に感染しないのか？　それは、牛痘ウイルスと天然痘ウイルスがきわめて似ているため、牛痘に対する免疫ができると、その免疫が天然痘にも効果を発揮するからだ。ジェンナーは自分が重大な発見をしたことには気づいていたが、その背後にあるメカニズムまではわからなかった。

インフルエンザも天然痘と同じウイルス疾患だが、残念ながら同じ方法で対処することはできない。第一に、インフルエンザウイルスの変異する速度があまりに大きいから、第二に、インフルエンザウイルスには非常に多くの変種があるからだ。ある型のウイルスに効果のあるワクチンを接種しても、きわめて毒性の強い新型のインフルエンザには効果がない。また、インフルエンザウイルスの変異する速度が大きいのは、もともとそういう特徴を持っているからというだけではない。自然宿主である鳥の中で遺伝子再集合（第1章参照）を起こすことができるからだ。天然痘にはそのような自然宿主がなかった。

1803年当時の医師は、インフルエンザが天然痘ほど簡単には予防できないことに気づいていた。ある地方の医師が日記にこう書き留めている。「インフルエンザは天然痘のように、ランセット（手術道具）を使ってわざと感染させることはできない」。この医師は明敏な知性の持ち主だったらしく、インフルエンザは接触感染性の病気であり、霧や瘴気とは関係がないと考えていた。そう考えられるようになったのも、過去の正統的な医学は正しい知識を伝えていないという意識が育ってきたからだろう。

1803年の最初の数カ月間、インフルエンザが広まっていく状況を報告する記事が次々と現れた。それによると、インフルエンザによって命を落とす人は後を絶たなかったが、その毒性は次第に弱まっていったようだ。罹患率は高いままだったが、死亡率は下がっていったのだ。

さらに人里離れた場所にいさえすれば、インフルエンザに感染しないようだとの記事もある。当時、すでに多くの人がその事実に気づいていた。

医師や役人は、インフルエンザの蔓延を食い止められなかったにせよ、決してあきらめようとはしなかった。記事の一つは以下のように述べている。

サロップ診療所の空気を清浄にするため薫蒸《くんじょう》消毒を行い、診療の始まる数時間前には石灰水で床をふいた。しかし、インフルエンザの蔓延を防ぐことはできなかった。町に住む友人がひっきりなしに病人を見舞いに来るのだ。どうして防ぐことができるだろう?

この頃になると、多くの人がインフルエンザは伝染性の病気だと考えるようになっていたが、誰もがそう考えていたわけではない。人に誤解を与えかねない紛らわしい記事で、伝染性の病気ではないと言い張る者もいた。例えばある論文の筆者は、病人と交渉がなくてもインフルエンザに罹患する例を挙げたり、人口の少ない村の方がインフルエンザが重症化する事実を指摘したりし、それでインフルエンザが伝染病ではないことを十分に証明できたと信じていたようである。当時はまだ、インフルエンザが伝染病だという説がようやく受け入れられ始めたばかりだったのだ。

皮肉な話だが、この記事の筆者が述べている内容には正しい部分もあった。インフルエンザは、感染者のそばにいると飛沫感染する。しかしそれだけではない。ドアノブやハンカチに付着したウイルスはすぐには死なない。48時間生きていることもある。そんなドアノブを握った手で口を触れば、感染者に直接接触しなくても十分に感染する。また、インフルエンザが田舎に蔓延すると都会よりも被害が大きいと述べているのだが、これも一面では正しい。都会の住民は普段から多くの病気に接しているため、田舎の住民よりもインフルエンザの毒性に対する抵抗力が強いと考えられる。

治療法——放血、吐剤、吸い玉療法

当時の治療法の効果はどうだったのだろう？　実際には全く役に立たなかった。しかしそれは、医師の力不足というより、インフルエンザのことがわかっていなかったからにほかならない。もちろん当時の医師も彼らなりに試行錯誤していた。しかしインフルエンザの場合、パンデミックが発生してもほとんどの患者が治癒する。そのため医師は、従来の怪しげな治療法でも、それを施した患者が回復すれば、その治療のおかげで回復したのだと思い込んでしまう。実際にはそんな治療をしなくても回復していたに違いないのだが。

その結果、16世紀とほとんど変わらない治療法が依然として行われていた。当時の医師がもっとも頻繁に行っていたのは放血である。今となっては放血など野蛮な行為と思えるかもしれない。しかし、次の時代、20世紀に入ってもなお放血は行われた。スペイン風邪の被害がピークに達した時、なすすべのなくなった医師の間で再び乱用されることになる。放血の他にも医師はさまざまな処置を行っている。キングレイク医師はこう記している。「狭く風通しの悪い、暖かな部屋は体によくない。窓を開放したり、患者を外気に触れさせたりすることで、病状が改善された例は多い。患者には低温が望ましい。私が推奨する温度は、華氏40～45度（摂氏4～7度）だ。温度が60度（摂氏15度）まで上がると病状は必ず悪化する」（編集注・西洋では、熱がある時は体を冷やすのが一般的）

19世紀に使用された薬の中でもっとも広く利用されたのはアヘン剤だろう。一般的には液状のアヘンチンキが処方された。

アヘン剤は主に内用薬として用いられた。しかし、外用薬としてもすばらしい効果が期待できるのではないかと考えていた医師もいた。ケットリーの医師エバンスは、インフルエンザ患者用にアヘンの塗布剤を作っていた。

「就寝時にこれを背中と脇腹に塗れば、確実に安眠できる」

しかし、インフルエンザ患者にアヘン剤を処方すると害があると考えていた医師も多かった。アイルランド南部コークの医師ロングフィールドは、アヘン剤を罹患初期に投与してはならないと記している。オックスフォードの医師マーティン・ウォールは、アヘン剤が意識の混濁や便秘を引き起こすと指摘した。ウォールはさらにこう述べている。「賢明な開業医は、ほとんどの場合、炎症性の症状が軽減するまでアヘン剤を使用しなかった」。

インフルエンザに効果があると考えられていた薬は他にも、酢酸アンモニア、アンチモン化合物、吐根《とこん》（強力な吐剤）などがある。いずれも、症状を和らげる以上の効果はなかったと思われるが、本来の効果以外にプラシーボ効果（心理的治療効果）もあったかもしれない。とうの昔に姿を消したが、18～19世紀にイギリスでよく処方されていた薬は他にもある。アンモニアゴムやソーダ灰（いずれもインフルエンザの症状を軽減するための植物エキス）に海葱《かいそう》（せきの薬として使用された植物エキス）を混ぜた薬などだ。

１８０３年後半、インフルエンザの流行がピークを迎えたヤーマスの様子を、グリッドルストーン医師が報告している。グリッドルストーンはきわめて見識に富んだ医師だった。

インフルエンザが間欠性の症状を示した時には、間欠期が終わるとすぐに赤キナ皮（発熱を抑えるために使用された植物エキス）を処方した。16時間で薬用０・５オンス（約15グラム）ほど服用させれば、発作は再発しなくなった。私が診察していた子供は、そのほとんどが薬など必要なく、好きなだけオレンジを吸わせていれば十分だった。

医師は当時から、新鮮な果物に患者の健康を増進する効果があることに気づいていたが、その理由までは知らなかった。人体にある種の果物が必要だということは、船乗りたちの経験からわかっていた。船乗りは長旅に出て新鮮な野菜類にありつけなくなると、病気がちになり、やがて壊血病《かいけつ》で死ぬこともあった。これはビタミンC（アスコルビン酸）が不足するからである。ビタミンCはコラーゲン生成に欠かせない要素であり、これがないと人体は病気にかかりやすくなる。18世紀以降、医師は患者に新鮮な果物を勧めた。しかし、オレンジを手に入れることができるのは裕福な人々に限られていたため、他の果物を勧めることが多かった。

リチャード・ピアソン医師が著した『1803年の流行性カタル熱もしくはインフルエンザの観察記録』は、インフルエンザのある重要な側面に触れている。それは肺炎など二次感染の危険性である。

「近隣にはこの病気で死亡した人はほんのわずかしかいない。死亡した人の大半は、併発した肺炎の犠牲になったようだ。インフルエンザに加えてきわめて重い肺炎に罹患したという報告がいくつかあった」

医師のフォークナーは、老年層におけるインフルエンザの動向を記録している。1803年の大流行の際には、老年層の死亡率がもっとも高かった。

このような恐るべき状況にもかかわらず、心配されたほど死亡率は高くならなかった。ただし一般の人が予想していた以上に高かったことは事実だ。バースの総合病院では、100人以上の患者が入院していたが、死亡した人は1人もいなかった。重症化した人が数人いた程度である。私の患者の中では4人が死亡した。いずれも肺炎を併発していた。そのうちの1人は、以前から肺疾患にかかりやすく、6カ月前から衰弱状態にあった。他の3人は老齢であり、度重なる痛風の発作に体力を消耗していたところへ、排尿が困難になり死期を早める結果となった。

続いてフォークナーは、自分の得意な治療法をリストアップし、その目的や効用を述べている。現代の目には、インフルエンザよりも体に悪いのではないかと思える治療法さえある。

緊急な治療が必要な場合、ヒルを利用するのは不適切である。かなりの数のヒル(8~10匹)を使えば、当面は症状を和らげることができるだろう。しかし、効果は一時的なものでしかない。したがって、真に有効な手段は腕の放血しかない。しかし腕の放血が必要なのは、生命を脅かすほど重篤な症状が現れた時だけだ。生命に別状がないような一般的な症状の場合には、他の治療法で十分である。ヒルを利用してもいい。

ヒポクラテスにまでさかのぼる伝統療法によれば、どんな病気であれ、嘔吐すれば病状は改善するという。そう考えた背景には、病気とは体内に異物が入って起きるものであり、その異物を吐き出せば治るはずだという確信があった。確かにインフルエンザなどの感染症についてはその通りである。実際、感染症は異物（病原体）が体内に入ることで発病する。ただし、いくら嘔吐したところで異物を追い出すことはできない。ところが、フォークナーを始めとする当時の医師はそうは考えなかった。

しかし以下のアドバイスなら、まだ理にかなっている。

ベッドを適度な温かさに保ち、患者には体液を希釈《きしゃく》するための薄い液体を頻繁に投与する。私の経験では、暖房するにしろ寝具を使うにしろ、あまり患者を温めすぎるとかえって害になり、健康回復に必要な排泄が妨げられてしまう。逆に、身を切るような寒さも厳禁である。患者を非常に冷たい空気にさらすと、すぐにせきなどの症状が悪化してしまう。

インフルエンザ罹患中に特に気をつけなければならないのが肺のうっ血である。医師は蒸気や去痰剤を使って肺がうっ血しないよう努めた。

19世紀によく行われていた治療法がもう一つある。吸い玉療法である。これは、ガラスのカップを温めて内部を真空にし、それを患者の背中などに当てて水疱を作る治療法だ。昔の治療法はだいたいそうだが、この治療法も何らかの効果があると証明されていたわけではない。ただ、治療してもらったという安心感を患者に与えるだけである。フォークナー自身も、吸い玉療法の効果をあまり信じていなかったようだ。

インフルエンザ死亡者の初期解剖例

スペイン風邪など比較的最近流行したインフルエンザの場合、多くの解剖記録が残っているが、19世紀以前のインフルエンザとなると解剖記録はほとんどない。しかし、1803年のインフルエンザについては、解剖記録が一つ残っている。それによれば、解剖された死体の肺はインフルエンザ特有の症状を示していたらしい。以下は、ブロデリップ医師の記録である。

21歳の女性患者に対し、さまざまな症状に適した薬や鎮静剤を投与していたが、13日目に突然、全身性けいれんを起こし、息を引き取った。翌日、デイビス氏の立ち会いの下、カム氏が死体の解剖を行った。胸郭内部を見ると、前部には特に目立った異常はなかった。しかし左肺下葉を取り上げようとしたところ、その肺葉の後面全体が炎症を起こし、ねばねばしていることがわかった。粘性の高い滲出物《しんしゅつ》はかなりの量に及び、それにより肺の一部が肋骨胸膜に付着していた。

医師たちは解剖により、このインフルエンザが肺にうっ血を起こし、大変な損傷を与えるタイプのインフルエンザであることに気づいた。後のスペイン風邪と同じである。しかしスペイン風邪の場合、若く健康な人が重症化したが、1803年のインフルエンザではそんなことはなかった。21歳で死んだ前記の女性は例外である。この1803年の大流行をエピデミックと呼ぶべきかパンデミックと呼ぶべきか、そこのところはよくわからない。ヨーロッパ全域に広まったのは確かなようだが、世界中に広まったという確たる証拠はない。パンデミックの場合、一般的に死亡率が高いが、今回の死亡率がそれほど高かったかどうかもはっきりしない。しかし単なるエピデミックだったとしても、その被害はきわめて大きく、特に体力のない幼年層や老年層を苦しめた。

医師は患者の苦痛を軽減するため必死に努力したが、一部の治療法はかえって患者の体力を奪い、最悪の場合には死期を早める結果になったようだ。1803年に猛威を振るったインフルエンザウイルスは明らかに、ヨーロッパの人々がほとんど免疫を持っていない型のウイルスだった。スペイン風邪のウイルスとは種類が異なるようだが、それでも深刻な被害をもたらしたことに変わりはない。正確な死者数はわからないが、イギリスだけでも少なくとも数十万人の死者が出たと言われている。

1803年以降も、世界の至るところでさまざまな型のインフルエンザが流行した。しかし、非常に毒性の強いインフルエンザウイルスとなると、30年近く現れることはなかったようだ。

1831年のパンデミック

1831年、再びインフルエンザが深刻な脅威となった。異常に死亡率の高いインフルエンザがヨーロッパ中で確認されるようになったのだ。フランスで1831年に出版されたソバージュ著『系統的疾病分類学』の中に、このインフルエンザがパリを襲った時の様子が描かれている。

患者が老人の場合は重症化する。せきにシュウシュウという音が混じり出すと、発病から9～11日目に死亡する。解剖して肺を見てみると、壊疽《えそ》を起こしているか、血が大量に充満して膨れているかのどちらかだ。死亡する前に鼻血を流す患者が多い。2～3度放血をしているのに鼻血を出すこともある。パリの廃兵院ではしばらくの間、毎日40人がこの病気で命を落とした。

史上最大の死亡率を記録したスペイン風邪の症状の中でも、とりわけ恐れられたのが大量の鼻血である。しかし1831年の場合、全体では鼻血はさほど見られなかったようだ。それよりも肺炎を併発することが多かった。抗生物質のなかった当時、肺炎になった患者に回復の見込みはなかった。インフルエンザ患者に行われていた治療法は、1803年からほとんど変わっていない。しかし時代は変わり始めており、放血は廃《すた》れつつあった。

このインフルエンザの出所となった中国の記事を見てみよう。

ローソンという人物の報告によれば、インフルエンザが最初に現れたのは、イングリス号の船上だった。1830年1月25日、中国のことである。その日突然8～9人が発病した。翌日には24人、27日には8～10人、28～29日には6人が発病したが、それ以降、新たな罹患者はなかった。突然発病したかと思うと、2時間以内に重症化し、罹患中その状態がずっと続いた。

このインフルエンザは、9月に再び中国で流行した。同時にマニラにも現れ、中国の罹患者と同じ症状を示した。9月18日に中国からマニラに到着したチャールズ・フォーブス号の船員が、航海中に発病したのがきっかけである。

この後には、インフルエンザの影響により他の病気まで重症化したとの記述もある。インフルエンザが流行すると、他の病気の罹患率も総じて上昇することを指摘した最初の例である。

特に、致死性の疾患は罹患率が上がる。免疫力が低下している時には、健康な状態であればかからない病気にも罹患してしまうということだろう。この記録を記した人物は以下のように述べている。

インフルエンザが蔓延している間、他の病気も普段以上の死亡率を示す。ヨーロッパ大陸では1830年から1831年にかけて、間欠性のインフルエンザが流行した後に弛張性の腸チフスが発生した。1831年初めにはまた間欠性のインフルエンザが流行している。イタリアでは、インフルエンザが発生した次の夏にコレラが流行した。

断続的に現れるインフルエンザ

1830～31年のインフルエンザは、ヨーロッパ全体に急速に広まり、時に壊滅的な被害をもたらした。しかしおかしなことに、その死亡率は国によって大きく異なる。恐らくこれは、インフルエンザウイルスの奇妙な習性のせいだろう。インフルエンザウイルスには断続的に襲来する習性がある。世界的に流行するインフルエンザの場合、通常第1波は比較的毒性が弱い。そして第2波は、第1波よりもはるかに毒性が強い。しかし第1波に感染した人は、第2波が襲来する頃にはある程度免疫ができている。パリの医師ロンバールは、1830年代後半に記した手紙の中で、このようなインフルエンザの変異パターンに触れている。

インフルエンザの流行期間や重症度は、地域によってかなりの相違があります。例えば、パリではさほど高い死亡率を示しませんでしたが、ベルリンではコレラ並みの死亡率でした。一方、ベルリンでは流行期間がわずか数週間でしたが、モスクワやサンクトペテルブルクでは2カ月、パリでは1年近くも流行が続きました。

さらに、ジュネーブとイングランドでは症状が似ていたとも記されている。

イングランドでは、多くの医師が指摘しているように、インフルエンザが大流行した後には、赤痢やコレラが猛威を振るうことが多かった。それぞれの病気の後にどの病気がどの程度発生するかということについては、過去のパターンを見るとだいたい一致しているという。

類似の感染パターン、共通する症状、さまざまな治療法の実際的な効能など、これらを記録・分析する能力は向上する一方だった。

つまり、インフルエンザの真実を求めて医師たちは七転八倒していたが、医学の方法論そのものは日増しに進歩していた。共通の言葉で症状を正確に報告することが、これまで以上に重視されるようになった。そして、個々の患者の症状を的確に見極め、それを基に治療を行うことが常に求められるようになった。医学は総じて、伝統に基づいた学問から、可能な限り事実に基づいた学問へと急速に変化しつつあった。

1833年の第2波

この頃になると、悪天候のせいでインフルエンザが発生するという説はほとんど説得力を失っていた。しかし医師は、冬季にインフルエンザが流行する傾向があることを知っていた。

1833年、インフルエンザが一気にヨーロッパ全体に広まった。このインフルエンザは、2年前の1831年に発生したインフルエンザウイルスの第2波と考えてほぼ間違いない。かなり毒性の強い型に変異していたようだ。ある医師はこう記している。

湿度が高く暖かい冬が長く続いた後、寒い春がやってきて、身を切るような風が吹き渡った。インフルエンザがロンドンに襲来したのはその頃である。天候の変化の影響をまともに受けた人は、インフルエンザにかかりやすかった。

1837年の第3波

1837年、著しく毒性の強いインフルエンザがまた襲ってきた。このインフルエンザが、1831~33年のインフルエンザより大きな被害をもたらしたのかどうか正確なところはわからない。しかし、この大流行を機に、イギリスの医療従事者の組織化がさらに進んだところを見ると、それだけ影響が大きかったのだろう。

流行のピークはだいたい1837年の1~3月だった。ピークを過ぎた頃、イギリスの地方医師会は会員に調査票を送付し、情報の提供を求めた。インフルエンザの発生、経過、罹患期間、症状、治療法、流行前および流行中の大気現象、「その他、インフルエンザに関するさまざまな問題の解明に役立ちそうなあらゆる情報」である。

この調査票を企画したストリーテン医師は、時代の先端を行く人物だった。天体の有害な影響、霧、瘴気、悪天候によりインフルエンザが発生するという古い考えは一掃すべきだと、さまざまな根拠を挙げて主張している。

以下のストリーテンの結論は、文句なく正しい。

無駄に例を重ねるまでもない。気温の突然の変化、異常な暑さや寒さ、じめじめした天気、雪解けなどがインフルエンザの原因でないことは明らかである。しかし、普通のカタルや発疹熱など季節性の病気の場合、こうした環境により罹患しやすくなるようだ。

大英帝国と貿易

国境を越えて人や物が行き来するようになると、それとともに病気も蔓延した。インフルエンザの場合は特にそうである（第1次世界大戦中に流行したスペイン風邪の場合、何万という兵士が世界各地へ船で移動したため、世界規模の被害を招いた。詳細は次章を参照)。1837年のパンデミックも、船舶が大いに関係している。以下の海軍の記録を読めば、インフルエンザが英国海軍に広まっていった様子がわかるだろう。当時英国海軍は世界最大の規模を誇り、各地に艦隊を派遣していた。

インフルエンザはまず、1837年1月にシーアネス、ポーツマス、プリマス、ファルマス各港に停泊していたほとんどの軍艦内で流行した。2月には、スペイン北岸やリスボンに配備されていた軍艦の乗組員が発病した。3月にはスペイン南岸に発生し、続いてバルセロナの軍艦数隻の乗組員を襲った。4月にはジブラルタルに、5月にはマルタ島に達した。しかしトルコのスミュルナやイタリアのトリエステでは、すでに1月に流行していたらしい。乗組員が最近流行地域に行ったことがなければ、航海中に船内でインフルエンザが発生することはなかった。ただしサンダラー号は例外である。この軍艦は、マルタ島からの帰途、プリマスへ到着する4日前に突然インフルエンザに襲われた。その頃はしばらく雨続きで、北東の風や北西の風が吹いていた。それまでの数週間、カタル症状を訴える船員が異常に多かったが、やがて流行病のような症状を見せるようになった。

1月半ばにはサファイア号でインフルエンザが発生した。ギリシャのコルフ島をたち、ギリシャ沿岸に隣接する島々の間を南下していた時である。寒さと湿気のためにインフルエンザが発生したようだ。それまで雨が多かったが、船には擦り切れてぼろぼろの天幕しかなかった。そのため主甲板全体、それに下甲板のハッチ周辺部が絶えずじめじめした状態になり、乗組員はきわめて不快な環境で働かざるを得なかったのだ。結局66人が発病したが、全員が船内で回復した。

スペインやポルトガル沿岸に配備されていたほとんどの軍艦でも、カタル症状が流行病のように広まったが、普段とは異なり重症化した。そのため大半の報告書にはインフルエンザと記載されている。リスボンの街や商船で1月後半にインフルエンザが流行していたらしい。

2月半ばにはラッセル号でインフルエンザが発生した。当時ラッセル号はテージョ川に停泊していた（その頃リスボンではインフルエンザが流行していた）。最初に罹患したのは、1日の大半をボートもしくは陸で過ごしていた男だ。インフルエンザは急速に蔓延し、やがて患者は84人に上った。

1837年の春、パンデミックはピークに達したようだ。バルセロナは甚大な被害を受け、すべての公務が停止し、コンサートホール、劇場、闘牛場はいずれも閉鎖された。船舶はできる限りスペインへの寄港を避けたが、やむを得ず寄港しなければならない船は、あっという間にインフルエンザの餌食となった。ある報告によれば、スペインやフランスの一部の都市では、昼夜を問わず3～4時間ごとに人が倒れていったという。そのような状況が1週間近く続いた後、流行は終息していった。

この頃になると、インフルエンザに潜伏期間があることも広く知られていたようだ。潜伏期間には発病しないため、罹患者は完全な健康体だと思っているが、実はきわめて感染力の高い状態にある。

当時の人々の記録によると、1837年のパンデミックは1831～33年のパンデミックとよく似ていたらしい。1837年の場合、前回よりも記録が充実しており、このインフルエンザがヨーロッパを越えて広まったことがよくわかる。しかし似ていたとはいえ、死亡率は異常に高かったようだ。1831～33年より高かったことは間違いない。『ロンドン・メディカル・ガゼット』の記事にこうある。

1837年1月、ベルリンではインフルエンザによる死者数が出生者数を上回った。プロイセンでも全域にインフルエンザが広まり、同時期に牛や馬などの家畜がカタル性疾患やリウマチ疾患にかかった。

1889〜91年にもインフルエンザのパンデミックが発生している。当時このインフルエンザはロシアからヨーロッパに広まったと考えられたため、「ロシア風邪」と呼ばれた。しかし実際には中国南部が起源だと思われる。このインフルエンザは、ヨーロッパに広まったのと同じ月にアメリカにも襲来した。これは当時、ヨーロッパの貧しい都市や町からアメリカへ大量の移民が流れ込んでいたからである。この少し前に蒸気船が発明され、イギリス―アメリカ間の旅行時間が大幅に短縮された。従来6週間かかっていたのが、1週間で行けるようになったのだ。しかし蒸気船は、病気の蔓延にも役立った。アメリカでは、1889〜91年のインフルエンザで25万人が死亡したという。コレラよりも多い死者数である。

都市の成長

19世紀を通じて、ヨーロッパを含め世界各国の都市がかつてないほどの成長を見せた。しかし、インフラの整備や経済活動ばかりが優先され、公衆衛生はないがしろにされたため、コレラが何度も大発生した。コレラにより衰弱した都市住民が、インフルエンザの格好の標的になったことは間違いない。こうして都市から周辺へインフルエンザが広まったのだろう。

19世紀になってもまだ、インフルエンザと天体との関連を口にする人がいた。

「もはや彗星を迷信的に恐れることはなくなったが、カタルが流行する頃にこうした天体が繰り返し目撃されるという事実を無視するわけにはいかない。例えば1510年、1557年、1580年、1732年、1737年、1743年、1762年に流行した時に目撃されている」

しかしこの頃には、もっと理性的な考え方が主流になっていた。1850年に出版されたジョン・グローブ著『疫病の検証』にはこう記されている。

天気の影響を受けやすい人が重症化する場合もあれば、家の中にいる人が同じように罹患する場合もある。1836~37年には、インフルエンザがケープタウンとロンドンで同時期に流行した。一方は真夏、一方は真冬である。この事実から見ても、インフルエンザと天候状態に本質的な関係があるとは思えない。ただし、インフルエンザが流行する時にはたいてい異常気象が発生しており、何らかの間接的影響があるのではないかと考えられる。

19世紀に発生したエピデミックやパンデミックについては、全世界でどれくらいの死者が出たのかはっきりしない。それでも何百万もの人が感染し、少なく見積もっても何十万単位の人が死んだことは間違いないだろう。19世紀のパンデミックはスペイン風邪の陰に隠れがちだが、19世紀にも大々的な被害があったことを忘れてはならない。推測によれば、1889~91年のロシア風邪により、ヨーロッパと北アメリカで100万人以上が死亡したという。だが、この30年後に世界を震撼させたパンデミックに比べれば、微々たる数字でしかなかった。

第5章　世界最悪のパンデミック——1918年「スペイン風邪」

1918年のスペイン風邪について語るのは容易なことではない。情報量があまりにも多すぎる。いや、少なすぎるのかもしれない。伝染病が全世界を席巻した例としてはまさに史上最悪の大惨事であり、詳細に記している書物も多い。ところが、パンデミックでどれだけの犠牲者が出たかとなると、その数には大きな幅がある。推計2000万から1億人近くとまで言われているのだ。現在では、5000万人前後だったと考えられている。しかし、これだけの惨禍をもたらしたウイルス株とはいえ、正体が突き止められたのはやっと最近のことであり、その起源にも謎が多い。

忘れられた死者たち

スペイン風邪は、とてつもない数の死者を出した。それだけは紛れもない事実だ。しかも、1914〜18年に起きた世界大戦の犠牲者をすべてひっくるめたよりもはるかに多い数なのである。ところが奇妙なことに、戦争終結直後に発生したこのパンデミックは、第1次世界大戦に比べてかなり影が薄い。

イギリスのどの町や村を見ても、ほとんど例外なく、1914〜18年の間に塹壕《ざんごう》戦で死んだ兵士を追悼する碑がある。しかし、伝染病も同じくらいたくさんの村や町で多くの犠牲者を出していながら、その記念碑はどこにもない。第1次世界大戦では約900万人の兵士が戦死し、さらに900万人近い民間人が犠牲になった。もちろん英連邦やアメリカ人の兵士もこれに含まれるが、戦争による死者のほとんどは、ヨーロッパに集中していた。一方、インフルエンザのために死んだ人は全世界に5000万人もいるというのに、忘れられたも同然だ。これには込み入った事情がある。

一つには、当然ながら、両者の次元が異なるからだ。問題なのは死者の数だけでなく、死にまつわる歴史的な意義なのだ。この戦争は避けられたたし、避けるべきだったと感じていた人が大勢いたにもかかわらず、勇敢な若者たちは祖国のために戦い、塹壕の底で、手足を切断され苦しみながら死んでいった。不毛な悲劇である。戦争は、国際舞台における政治情勢を永久に変えてしまった。選挙や革命を経ていろいろな政権が現れては消え、国境線が引き直され、新国家が誕生した。戦後も列強は、海外により多くの領土を求めてせめぎあった。1919年に締結されたベルサイユ条約も報復的な内容ばかりで、わずか20年後に第2次世界大戦を引き起こす火種をまいてしまった。

インフルエンザによる数千万の人々の死は、個人レベルや人道的見地からすれば悲劇以外の何ものでもない。しかし、戦死者と同じ歴史的な重みは認められず、そのため注目を集めることはなかった（世界大戦について何千という本が書かれているのに対し、1918〜19年のパンデミックについて書かれた本は十数種しかない）。

また、当時はまだインフルエンザのワクチンは存在せず、病原体さえ見つかっていなかった。戦争と違って、病気や死というものは避け難い人生の摂理であり、防げるものではなかったのだ。そんな時代に、インフルエンザウイルスの中でもこれほど凶悪な株が相手では、なすすべはなかった。地震や津波などの自然災害と同じようなもので、誰もそれが避けられるとは思ってもみなかった。運を天に任せ、なんとか乗り切るしかなかったのである。

戦争の中で

インフルエンザ・パンデミックが世界大戦の終盤から終結直後にかけて発生したことは、感染拡大に絶大な影響を及ぼした。異常な政治的、社会的、心理的状況があったからこそ、このような事態が起きてしまったと言ってもいい。世は戦時下にあり、資源はすでにぎりぎりまで切り詰められ、戦争が何よりも優先された。結局は政府や指導者たちがパンデミックへの対応を誤ったために、大惨事を招いてしまったのだ。

若者たちはなぜ戦争の犠牲にならなければならなかったのか？　それは、彼らが従順で、忠誠心と愛国心にあふれていたからにほかならない。つまり、恐るべき愚行を犯したのは兵卒ではなく、彼らを指揮する立場にあった者なのだ。最終的にはアール・ヘイグ（英国軍元帥）に代表される古参の軍人が槍玉に挙げられ、その失策ぶりは「ロバが獅子を率いた」などと表現された。見直し論を掲げる歴史家が何冊本を出そうと、この戦争が過ちだったという見解は深く浸透しており、今さら覆されることはないだろう。

しかし、第1次世界大戦の追悼が行われ、社会がそれまでにない勢いで変革していく一方で、インフルエンザ・パンデミックの惨禍は早々と忘れられてしまった。初めは大したことがないと思われていた病気のために無数の命がいとも簡単に露と消えていったが、その死は雄々しい伝説とは無縁だった。パンデミックの犠牲者の人生を断ち切ったのは、姿のない未知の敵であり、そこにヒロイズムの入る余地はなかったのだ。どの死もむごたらしく苦痛を伴うものだったが、基本的には個人的なできごとだった。事実、多くの国々で（もっとも顕著なのはアメリカ合衆国だったが）、数万人にのぼる患者が毎日のように死を迎えていた最悪の時期でさえ、政府の見解は、「心配するほどの事態ではない」というものだった。

これは、部分的にウッドロー・ウィルソン米大統領の責任が大きい。彼は、戦争努力を妨げるとして、流行の危険性を伝える報道を禁じたのである。彼が事態の深刻さをがんとして認めようとしなかったために、多くの命が無駄に失われてしまった。大統領は例えば、権威あるアメリカ人医師たちが、このままではたちまちインフルエンザが国内外に拡大し、取り返しのつかないことになると勧告したにもかかわらず、軍の移動の中止を拒否している。ヨーロッパの状況もこれと似て、参戦国の政府はいずれも、戦場を暗雲のように覆っている病気について、新聞が報道しないようにらみを利かせていた。

1918〜19年のパンデミックが〝スペイン〟風邪と呼ばれたのは、当時の政治情勢によるものであり、病気の本来の発生源とは何の関係もない。と言うのも、戦火荒れ狂うヨーロッパで参戦国がいっせいに報道管制を敷く中、新たな伝染病について公に報道したのは中立国スペインだけだった。これまでになく危険なインフルエンザがはやっているというニュースが最初に流れたのがスペインだったので、そこが病気の出どころだと勘違いされたのだ。だが、感染はアメリカからヨーロッパに広がっており、アメリカこそ発生源だった可能性もある。

最初の報道

すべての始まりは、1918年の春、マドリードに本部を置く通信社がロンドンのロイター通信社に宛てた一通の電報だった。「感染力の強い奇妙な病気」に関する内容である。マドリードで流行病が発生したのだ。だが、電文は楽観的に「伝染病の症状は軽い」と結ばれている。

この病気はスペインでは「三日熱」と呼ばれ、たちまち国内に拡大すると、全国で約800万人もの感染者を出した。マドリードやその他の都市では交通、商業施設、工場やオフィスが閉鎖され、スペイン国王までが床に臥してしまった。ただ、感染力は強いものの、確かに病状は軽かったようである。

症状は明らかにインフルエンザの特徴を示していた。食欲不振、頭痛、目の奥の痛み、高熱、関節痛、そして極度の倦怠感。インフルエンザのニュースは、大英帝国だけでなく、世界中からロンドンに流れ込んできた。スコットランドからギリシャ、ノルウェーからインド、ロシアから中国へ、病気は野火のように拡大していった。

スペイン人は、伝染病の発生源という汚名を着せられてひどく気を悪くしたが、それも無理はない。最初の感染者が現れた時期を慎重に調べていくと、マドリードで流行が始まる何カ月も前から、米軍の駐屯地で発生していたことがわかったのだ。中でもフォート・ライリー陸軍基地では、1918年3月のある1日だけで、1000人以上が発病していたのである。

ヨーロッパとアメリカでは、病気の第1波は、実際にわりあい軽い症状ですんだ。英陸軍将校たちが、シャンペンをがぶ飲みして治したと伝えられたくらいである。スペインでは、患者はベッドに3日寝ていれば、たいていよくなった。当時は、この第1波の流行を引き起こしたウイルスが変異して毒性を強めることになろうとは誰も思わなかった。初期形態のウイルスは人から人にうつりはしたが、強い感染力と強毒性をあわせ持つには至っていなかったのだ。この時はまだ、単に感染力が強いだけだった。事実、インフルエンザは人から人へ猛烈なスピードでうつり、軽症から重症までたくさんの罹患者を出したが、ほとんどが数日で回復した。

高齢者や幼児の間に死者が出たことも確かだが、それ自体はインフルエンザが流行する時にはよくあることだ。ところがこのインフルエンザは、いわば時限爆弾だった。この第1波は、そのわずか数カ月後に待ち受けている本当の恐怖への警告に過ぎなかったのだ。

1918〜19年にパンデミックを引き起こしたインフルエンザウイルスから見れば、これほど戦争という状況は願ってもないチャンスだった。大規模な軍の移動がなければ、爆発的に感染が拡大することはなかったろうし、犠牲者の数もずっと少なくてすんだはずである。ウイルスはあっと言う間にアメリカ最大の陸軍駐屯地を飲み込むと、そこから軍の輸送船に乗ってヨーロッパへ広がった。過去4年間というもの戦時下にあったヨーロッパでは、栄養不良、貧弱な保健医療、不十分な住宅供給のために、人々は疲弊《ひへい》し切っており、インフルエンザは広まる一方だった。世界の食糧生産システムは戦争で崩壊し、平時であれば食糧、保健、住宅に使われるはずの資源は、兵器生産に回されていた。イタリア、フランス、ドイツのあちこちで子供たちは栄養失調からやせ細り、新鮮な果物や野菜が不足していたために、あらゆる病気が蔓延しているありさまだった。

軍の駐屯地と兵員の移動

アメリカでは、大規模な陸軍駐屯地に大勢の兵士が集められていたことが災いし、おびただしい死者を出すことになった。その中でウイルスがみるみる変異し、その年の秋以降、インフルエンザはまさに「死の使い」となってしまったのである。ヨーロッパに新型インフルエンザを持ち込んだのは、ヨーロッパ戦線に送り込まれた何万というアメリカ兵だった。皮肉なことに、連合軍はこの症状の軽い第1波に感染していたおかげで、後にはるかに強毒化した第2波から守られることになった。1918年の秋、この第2波のために、ドイツ軍は大打撃を被ったが、連合軍は同じ目に遭わずにすんだのだ。

歴史を通じて、軍隊につきものの最大の問題の一つが、疫病である。何万人という男性を集めてひとところに押し込めておけば、まず間違いなく病気が発生する。そして伝染病が発生したが最後、たいがい手に負えなくなる。医療が発達しておらず、抗生物質もない時代には、まさにその通りのことが起きた。クリミア戦争、アメリカ南北戦争、ボーア戦争、そして第1次世界大戦でも、戦場で受けた傷より病気で死ぬ兵士のほうが多かったのだ。ボーア戦争では、戦死者1人に対し、10人の兵士が病死したと言われている。

1918年のアメリカで事態を悪化させたのは、前例を見ない過密状態だった。軍の駐屯地はただでさえ混み合っているのに、大統領命令の遂行を急ぐあまり、すでに危険なまでに過密化していた兵舎にさらに人が詰め込まれたのだ。収容能力2万人のキャンプに、その2倍の人数がひしめいていた。それだけの兵員をどうやって1カ所に詰め込むかという現実的な問題が検討される一方（必要なベッドが用意され、兵舎が増築された）、兵士の健康管理についてはほとんど何もなされなかった。各駐屯地には、最後に病院棟が建設されたが、収容能力はきわめてお粗末だった。医療面に力を入れると、兵士の士気が下がるという妄信がまかり通っていたのである。

後に「スペイン風邪」と呼ばれることになるインフルエンザは、1918年2月、カンザス州ハスケル郡出身の陸軍新兵によって、ファンストン駐屯地に持ち込まれたと考えられている。この兵士の感染経路は謎に包まれたままだ。3月末までに、ファンストンでは数千人の兵士がインフルエンザに感染した。伝染病は、たちまち他の基地に飛び火した。アメリカ国内に36カ所ある大規模な陸軍駐屯地のうち、実に20カ所以上で感染が起き、そこからさらに近隣の主要都市へと拡大していった。

4月、アメリカとヨーロッパ間の軍の移動が本格化したことで、イギリス軍とフランス軍内部でインフルエンザの罹患者が急増した。感染が真っ先に表面化したのは、兵員輸送船が入港するフランスのブレスト港だ。罹患率は高かったが、兵士たちは比較的速やかに回復した。見たところ、ごく普通のインフルエンザと変わりなく、心配するほどのことはないと思われた。5月末までに4万人近いイギリス軍兵士が感染し、入院を余儀なくされた。フランス軍も似たような状況だったが、死亡者は少なく、病気は作戦の足を引っ張る厄介者くらいにしか思われていなかった。春も終わりに近づくと、感染は敵陣営にも拡大した。攻撃を仕掛けてこないドイツ軍に肩すかしを食った連合軍は、ドイツ軍兵士はインフルエンザのせいで起き上がる元気もないのだろうと解釈した。

一方アメリカでは、ヨーロッパに向けて続々と兵員を送り出している大駐屯地が、今や壊滅の危機に瀕していた。9月に入り、ボストン近郊のデブンズ駐屯地で、インフルエンザ患者に髄膜炎のような症状が出始めたのだ。患者は意識混濁を起こして、みるみるうちに衰弱し、光に耐えられず、皮膚が過敏になった。9月末には、基地の4万5000人の兵士のうち20パーセントが感染し、重症化していた。ほどなく最初の数名が重い感染性肺炎で死んだのを皮切りに、死亡率は急上昇し、文字通り死体の山が築かれる事態となった。デブンズ駐屯地の軍医が、友人に宛てた手紙の中で当時の様子を生々しく伝えている。

マサチューセッツ州デブンズ駐屯地　外科病棟　No.16
1918年9月29日（基地病院にて）

親愛なるバート
　この基地に配属されるかもしれないと思えば、君もここの様子が気にかかることだろう。そこで回診の合間に、先週起きたことを中心にここの状況を君に少し伝えようと思う。
　君も知っての通り、私はここ数年、デトロイトではあまり肺炎にお目にかからなかった。だから着任当初は、陸軍流のこまごました診断基準に少々とまどったものだ。
　デブンズ駐屯地はボストンの近くにあり、約5万人の兵士がいる。この伝染病が発生するまではいた、というべきか。北東部師団の後方基地病院もある。流行が始まったのは、今から4週間ほど前だった。あっという間に蔓延して、基地中の士気はがた落ち、日常の業務でさえ滞る始末だ。兵の集会は、一切禁じられている。

　患者の初期の症状は、ごく普通のインフルエンザに似ている。ところが病院に運ばれてくると、たちまち見たこともないような粘性の肺炎を発症する。入院から2時間で頬骨の上に褐色の斑が現れ、数時間後には耳からチアノーゼが広がっていく。それが顔全体に広がると、黒人と白人の区別もつかなくなってしまう。そうなってから死が訪れるまでは数時間とかからない。患者は息をしようとあえぎ、しまいに窒息してしまうのだ。まったくひどい。１人や2人、あるいは20人が死ぬのを見るのは耐えられても、あの気の毒な連中がハエのようにバタバタ死ぬのを見ていると、どうにかなりそうだ。今、１日平均１００人の患者が死んでいるが、死者は増えるばかりだ。私の考えでは、一種の混合感染が起きているのではないかと思うが、よくはわからない。日がな一日、ラッセル音を拾うことに集中しているが、湿性ラ音だろうと乾性ラ音だろうと、呻軋音《しんあつ》だろうと捻髪音《ねんぱつ》だろうと、その他胸からどんな音が聞こえてこようと、言えることは一つしかない。肺炎だ。それはつまり、ほぼ間違いなく死ぬということでもある。

小さなエイヤーの町は大混乱さ。遺体を運ぶのに、特別列車がいるくらいだ。棺桶が足りないものだから、遺体はやたらに積み上げられるばかり。私たちは、遺体安置所（私の棟のすぐ裏にある）に行っては、並べられた若者たちの長い列を眺めたものだ。フランスの激戦地のどんな悲惨な光景だって、これにはかなわないだろう。

ではまた、旧友、

「次に会う時まで、神のご加護がありますように」

ロイより

兵士ばかりでなく、医師や看護師も次々に死んでいった。1200人収容の基地病院は、6000人の重病人でごった返していた。グラント駐屯地では、たった1日の死亡者数が500人以上に達したこともあった。

官僚も軍首脳も、参戦の決定に従って基地建設を進めるにあたり、きちんとした医療態勢を整える必要があることを頭から否定した。今や彼らが、と言うより兵士たちが、その代償を払うはめに陥っていた。廊下や階段の踊り場、用具入れや玄関ホールにまでベッドやマットレスが敷き詰められ、まだ働ける看護師や医師（その頃にはひどく不足していた）

は、死者や瀕死の患者の上をまたいで歩かなくてはならなかった。死期の近い病人の鼻孔《びこう》や耳からは血がしたたり落ちた。患者は起き上がることもできないほど衰弱していたので、病院内には糞尿の悪臭が漂った。残り少ない看護師たちはみなくたくたになるまで働いており、とても下の世話まで手が回らなかったのだ。

当時、病理学の世界的権威とうたわれたウィリアム・ヘンリー・ウェルチ医師が、米政府の要請でデブンズ駐屯地に派遣されている。百戦錬磨のウェルチでさえ、そこで目にした光景には驚愕した。何千人という若い兵士が、ヨーロッパの戦場へと向かう輸送船に足もかけないうちに死んでいこうとしているのだ。さすがのウェルチにもなすすべはなかった。検死室で、液体が詰まりぶくぶくに膨れた患者の肺を目にした時、彼はアメリカ合衆国が「恐るべき新型のペスト」に直面していると言っている。彼にはこれがインフルエンザだと確信が持てなかったのである。

春の軽いインフルエンザにも、強毒型に変異した秋のインフルエンザにも、拡大の拠点があった。フランスのブレスト港だ。兵員輸送船が出入りを繰り返していた、例の主要な軍港である。船舶が、世界中の感染地からインフルエンザを運び込んだおかげで、港はウイルスのるつぼと化してしまっていた。ブレスト港を出航した船は、船員とインフルエンザウイルスを乗せてシエラレオネのフリータウンへ寄港し、さらに石炭と感染した港湾労働者を積んで、ケープタウンへと航行を続ける。ウイルスはそこから内陸へ向け、死の波となって拡大していった。

後の推計では、埠頭にインフルエンザが到着してから1カ月以内に、シエラレオネの人口の6パーセントにあたるアフリカ人が亡くなっている。ブレスト港を出航した船は、アメリカとの間を往復して人員を運び続けた。こうした船旅には、ウイルスが犠牲者を増やす絶好の条件がそろっていた。

逃げ道なし

ウイルスがアメリカ陸軍基地から民間に広がっていく間も、うら寂しいサンマテオ郡コーストサイドの住人たちは、疫病など自分たちには無縁のことだと思っていたかもしれない。1918年当時、人口密集地から遠く離れていたこの地域のように、辺ぴな土地ではたぶんみな、そう思っていたことだろう。20世紀に入って以来、コーストサイドは衰退の一途をたどり、住民たちは孤立した農場や、山奥の集落、小さな農村にひっそり暮らしていた。地元の人々の骨折りにもかかわらず、オーシャンショア鉄道は、寂しいながらも美しく広がる農地や、孤立したビーチを素通りしていったのである。

ところが、インフルエンザがサンフランシスコに到達するや、すべてが一変した。コーストサイド地区に、病気を避けて大都市から脱出してきた人々が詰めかけたのだ。17世紀に黒死病から逃れようとしたロンドン市民がオックスフォードシャーやグロスターシャー郊外にあふれたように。都会の避難民たちは地元にドルを落としたが、彼らが必死に振り切ろうとした病気まで連れてきてしまった。

9月になると、ついにここにもインフルエンザ患者が現れ、地元の人々を震え上がらせた。さらに悪いことに、最初の患者の中に郵便配達夫がいて、発症するまでに家から家へと病気を広げて回ったらしい。やがて犠牲者が増えすぎたため、地元住民が避難を始める騒ぎになった。

伝染病は、ボストンからフィラデルフィア、ニューヨーク、ニューオーリンズ、シカゴ、シアトル、サンフランシスコ、さらにその先へとみるみるうちに拡大していった。中西部の辺境さえも、伝染病と無縁ではなかった。おびえたアメリカ市民を始め、世界中の人々が、街から田舎へ、田舎から街へと逃げ惑いながら、死の病から逃れるために手を尽くした。しかし、逃げ場や隠れ家などどこにもなかった。

チアノーゼ――死体は語る

秋の訪れとともに、これまでよりも凶悪なインフルエンザウイルスが人々を襲い始めた。

一見ごく健康な成人が、通りでいきなり倒れるのである。病院に運ばれると、彼らは重度の呼吸困難や動悸《どうき》を訴え、時にはそのまま意識不明に陥って死んでしまった。犠牲者の中には、1日6パイント（3・4リットル）もの痰を吐き出す者もいた。この新しいインフルエンザの末期には、皮膚の色が変わるという世にも奇怪な現象が起きた。青、紺色、時には黒くなることさえある。この症状が初めて確認されたロンドンやパリの病院では、患者も医師も看護師も一様に恐れおののいた。なにしろ誰も見たことのない症状だったからだ。

顔色が青くなる症状はチアノーゼといい、ウイルスに冒された肺から血液に十分な量の酸素が送られていないことを示している。ウイルスはいまや突然変異を起こし非常に危険なものになっていた。患者は呼吸をしようともがき苦しんだあげく、呼吸困難による心臓発作か、体への負担が引き起こす多臓器不全で、数時間後には死んでしまう。ある医師の言葉によると、患者たちは「目の前で窒息し、われわれは手をこまねいて見ているしかなかった」。

1918年にはまだ超高倍率の電子顕微鏡もなく、遺伝学も未発達だったため、医師や研究者は死体から情報を集めるしかなかった。なんとも凄惨《せいさん》な話だが、いまわしい1918年の秋から冬にかけて、解剖台こそが医師の最大の味方だったのだ。

パンデミックが荒れ狂う中、遺体解剖に立ち会った医師たちは震え上がった。犠牲者の心臓が、時には通常の2倍に膨れ上がっていた。肺は普通の重量の6倍に達し、ぐずぐずの赤いゼリーのようになっているものもあった。とにかく損傷の激しい肺がたくさん見つかった。小さな肺胞の奥まで、血と泡の混じった液体に満たされており、空気が入り込む余地は全くない。医師たちは、犠牲者の肺を水槽に入れてそのことを確認した。正常な肺なら水に浮くが、これらの肺はたちまち沈んでしまうのである。チアノーゼはやがて、衰弱し切った患者への死の宣告と受け取られるようになった。

その他の症状

チアノーゼの最初の数例が確認された後、気がかりな症状が他にも次々に現れ始めた。比較的軽症の場合でさえ、目や鼻やのどが腫れ上がり、激しい頭痛やせきの発作、呼吸困難、堪えがたい倦怠感といった症状が現れ、何週間も寝たきりになった。体がうずき、高熱も出る。この他、心臓や肝臓、または腎臓が損傷を受けるケースもあった。

重症患者を襲った症状の中でも、鼻や耳から大量の血があふれ出す光景は特にショッキングである。遺体を解剖すると、体腔がすべて液体で満たされていることもあった。多くの医師が、ここまでひどい状態になった肺を見るのは、戦時中に塹壕を攻撃するために使われたマスタードガスの被害者以来だと言っている。

症状に統一性がないために、患者の治療は困難を極めた。瀕死の患者がしばしばチアノーゼを起こしたのは事実だが、例えば強烈な腹痛など、コレラと酷似した症状が出ることもあったのだ。前頭葉にひどい頭痛を抱えた患者を、腸チフスだと思い込んだ医者もいる。さらに、食中毒や猩紅熱《しょうこうねつ》、果ては盲腸炎が疑われたケースもあった。インフルエンザで半数以上の乗組員が寝込んでしまったある船の船医は、デング熱だとばかり思っていたという。

肺炎——恐怖の二次感染

前触れもなく倒れてそのまま死んでしまったり、チアノーゼやその他の合併症によってじわじわと死んでいったりする患者も多かったが、最大の問題は肺炎だった。抗生物質のない時代、これはたいがい死を意味した。医師たちは肺炎がどのように起きるかは理解していたが、このインフルエンザとの結びつきについては首をひねってしまった。というのは、肺炎はそれまでいつも〝老人の友〟とみなされていたからだ。つまり、これにかかるのは虚弱体質、高齢、衰弱した人々であり、若く元気な者ではなかった。

年の初めには、ウイルスがあれほど広く蔓延していたにもかかわらず、肺炎にかかる例はほとんどなく、患者は短期間に回復していた。ところが9月に入ると、奇妙なことに患者がばたばたと死にはじめた。

この新しいインフルエンザは、それまでの常識をことごとく覆した。インフルエンザの毒性が増すにつれ、本来なら〝普通〟の流行をすんなり乗り切ってしまう元気な若者よりも、子供や高齢者(インフルエンザにかかると危険とされていた人々)のほうが生き延びる確率が高いことがわかってきたのである。死んでいるのは幼児や60歳以上の老人ではなく、多くは20~40歳の患者なのだ。その理由は誰にもわからなかった。

地球を席巻する

1918年の夏の盛りまでに、インフルエンザはすでにヨーロッパとアジアを巻き込んでいた。そのあまりのスピードに国家も地方政府もなすすべがなかった。5月にはインドに到達し、その道すがらバルカン諸国、ギリシャ、トルコ、中東で大混乱を巻き起こした。北欧では、6~7月にノルウェー、スウェーデン、フィンランド各地で人々をパニックに陥れている。中国からはオーストラリアとニュージーランドへ飛び火していった。

ウイルスがより強毒性の第2段階に変異したことは、1918年9月初めのフランス国民議会の議事録からも推し量ることができる。ある代議士によれば、フランス軍の兵士たちのインフルエンザによる死亡者数は、4月全体で5~6人だった。しかし9月に入ってからは、1日で5~6人が死亡している。

第2波が始まってからというもの、ヨーロッパとアメリカは悲惨な状況に陥った。しかし、インフルエンザが僻地《へきち》に及ぼした影響は、輪をかけて悲惨なものだった。アメリカ合衆国では、陸軍基地にやってくる新兵の中でも、辺ぴな田舎出身者ほど重症化し、死ぬ危険が大きかった。都会出の新兵は、田舎出身者ほど栄養状態はよくないものの、強力な免疫を備えていたのである。孤立も同然の地方の農場からやってきた新兵たちは免疫上無垢《むく》であり、次から次へと病気にやられてしまった。

辺ぴな土地が病気に襲われるたびに、似たようなことが起きた。数世紀前には、天然痘とインフルエンザが、歴史的免疫を持たない南北アメリカ大陸の先住民に大打撃を与えた。同様に、1918年にとりわけ被害が甚大だったのは離れた場所の集落だった。

イヌイットの死亡率は、欧米諸国の平均値よりもはるかに高く、南太平洋の島々では人口の3分の1から半数を失うところもあった。北極圏では、村中が死に絶えたり、猟に出られないほど弱ってしまったために、飢えた犬たちが病人や死人を食らったという話も伝えられている。

地理的に孤立していたおかげで住民が病気にかからずにすんだケースは、本当にまれだった。インフルエンザは太平洋のピトケアン島から、アイルランド沖にある大西洋のラスリン島に至るまで、地球上のあらゆる島に襲いかかった。どのようにウイルスが持ち込まれたのかはよくわからないことが多い。シエラレオネのフリータウンへ病気を持ち込んだのは、ほぼ間違いなく船舶だ。入港から幾日もしないうちに、500人以上いた港湾労働者がことごとく病床についてしまったのだ。大陸のもう一方の端、南アフリカでは、炭鉱、店舗、劇場、オフィスなどが閉鎖された。タヒチ、ニュージーランド、キューバでも、状況は同じだった。

ノルウェーからペルーに至るまで、この病気で何よりも恐れられたのは突然死だ。最悪の時期には、人々は感染を恐れるあまりお互いを避け、助け合うことさえためらった。さっきまで乗客と普通に話していたバスの運転手が、次の瞬間には鼻血を流して倒れるなどという話が盛んに出回った。倒れた者は病院に運ばれる前、下手をすると床にくずおれる前にもう死んでいた。たとえ生きて家や病院にたどり着いたとしても、さらに闘病という難関が待っている。やがてわかってきたのは、生き延びる者は、治療を受けようと受けまいと生き延びるらしいということだ。同じく、死ぬ運命にある者はどうあっても助からないようだった。

医師不足

世界中がインフルエンザに飲み込まれようとしていたが、問題はそれが相手を選ばないということだった。多くの医師や看護師が発病し、方々で医師不足が深刻な問題となった。アメリカでは医学生や看護研修生が教育期間を短縮して現場に配属されたが、たちまち自分が寝込むはめになった。また、退職した医師や看護師が何千人と職場復帰した。中には80歳を超える者もいたという。ヨーロッパ、アメリカでは、獣医までが人間の治療に駆り出された。

1918年の秋に感染がピークに達したとき、パリには65歳以下の医師は1人も残っておらず、イギリスでは、医師と患者の割合は1対5000という状態だった。東欧、特にポーランド、ハンガリー、ルーマニアの農村部には、医師がまったくいない場所も少なくなかった。

政府の対応

信じがたいことだが当時インフルエンザは、どの国でも届け出義務（診察した医師が、法律により役所に届け出なければならない）はなく、隔離する必要のある病気として公式に認められていなかった。今回のように重症患者の続出する流行は例がなかったのだ。このパンデミックの最中でさえ、インフルエンザは殺人者どころか単なる厄介者としか見なされず、病気に冒された国々の医学者たちは、相手にしているのがそもそもインフルエンザなのかどうかと議論を繰り返すばかりだった。

アメリカとヨーロッパでは、戦争とその後始末が優先され、インフルエンザ対策が後回しにされたのも事実である。医学界の抗議にもかかわらず、ウィルソン大統領は戦争遂行に支障を来すと言って、アメリカ国内の兵員の移動を断固やめなかった。彼の戦争プロパガンダは見事に成功していた。愛国心に欠ける発言をしたためにリンチに遭った者さえいる。また大統領は（軍の指導者たちが何代にもわたって唱えてきたことでもあるが）、軍人たるもの、病気や死をものともしないタフな男でなければならないと信じていた。このような政府の対応により、ヨーロッパの戦場で死んだ兵士より、アメリカ本国でインフルエンザにかかって死んだ兵士のほうがずっと多くなってしまった。

あのデブンズ駐屯地で起きたことは、陸軍基地のみならずアメリカ中で起きていた。しかも病気が蔓延する速さは人知を超えており、人々をパニックに陥れた。いくつかの都市でインフルエンザが法定伝染病と定められたのは、それから何カ月も後のことである。もはや手遅れであることは当局にもわかっていたが、市民には人ごみを避け、せきをする際には口を覆うよう勧告が出された。しかしほとんどの都市では劇場、クラブ、教会、店、デパートが軍人にも民間人にも開放されたままで、伝染病は野火のように広まる一方だった。

イギリスでは、主席医務官サー・アーサー・ニュースホームが、アメリカの指導者と同じく責めを負うべきだろう。英国医学研究評議会は国内の医師たちに、インフルエンザの流行に関する情報を伝えてほしいという通達を出したが、ニュースホームは目を通しもしなかったのだ。彼はまた、感染拡大を防ぐために工場内の過密状態を緩和しようという計画を阻止した。イギリスの政治指導者と同じように、彼の頭には戦争に勝つことしかなく、民間人の命は二の次だったのである。

隔離が実施された例もないではない。しかし、ほんの数カ国が中途半端に行っただけで、ほとんど効果はなかった。どの国でも、影響力のある人々は政治的、社会的なコネを駆使して、検疫などさまざまな規制をかいくぐってしまう。イギリス船マンチュア号がシエラレオネのフリータウンに到着した時など、乗客に感染者がいたにもかかわらず、植民地長官が入港を許可している。

ニュージーランドでも同じようなことがあった。カナダ発の客船ナイアガラ号がオークランドに着いた時、100人以上の船員がインフルエンザにかかっているのに入港を認められた。なぜか？　ニュージーランドの首相ビル・マッセーも保健相ジョージ・ラッセルも、その船にＶＩＰが大勢乗っているのを知っていたからだ。沖合で隔離措置を取るべきだという船医と船長の主張を無視して乗客の下船を許した結果、７０００人近くのニュージーランド人が命を落とすことになった。

タヒチの状況はさらに悲惨だった。フランスの総督ギュスターブ・ジュリアンは、ＳＳナバ号の乗組員にインフルエンザの重症患者がいると報告を受けていながらこの船を入港させた。その時まで、この島はまったくウイルスに冒されていなかったが、１週間も経たないうちに、連日何百人という病人が出て、島は壊滅状態になった。医師たちの懇願にもかかわらず、ジュリアンが行動を起こそうとしなかったために何百というタヒチ人が亡くなったのである。

バミューダ諸島では、総督が全島の隔離措置を拒み、２００人の島民を失うことになる。ジャマイカでも、イギリスの総督が隔離を拒否した結果、７０００人以上の島民の命が奪われた。

このような当局の対応は、病気に対する関心がなかったからとか悪意があったからというわけではない。病気について何も知らなかったからなのだ。患者や集落全体を隔離する試みはあったが、そもそも基本的な事実が誤解されていたので、効果があるはずの対策も無駄に終わってしまっていた。例えば、インフルエンザにかかった者はいつでも他人に病気をうつすと思われていたが、そうではない。実際は、インフルエンザ患者が他人にウイルスをうつす期間は、感染してから約7日間である。7日後にまだせきやくしゃみをしていて、いかにも具合が悪そうに見えても、すでに感染力は失われている。患者の感染力がもっとも強いのは、実は病状が現れる直前なのだ。1918年には、誰もこれをわかっていなかった。

こうして世界中で何千、何万という人々が、健康に見えるというだけで乗船を許された。ところが、彼らは実際には体内に病気を潜伏させていたのである。いったん船が出航すると病魔は姿を現し、残りの乗客や乗員に取りついた。中には1人残らず汚染され、誰も持ち場についていない船さえあった。船は手近な港に避難し、乗客や乗員はいちばん近い病院に送られ、さらにそこから病気を広げていった。こうして5～10パーセントの乗組員を失った船もある。

医療面での対応

先に述べたように、あまりにも症状に幅があるため、世界中の医学者の意見が一致せず、これは新種の病気ではないかと考えられることもあった。重度のインフルエンザと似てはいるが、医師たちの首をかしげさせるほど、食い違う面も多かったのだ。吸い玉療法、放血、アヘンといった伝統療法や、漢方などさまざまな古い治療法が復活した。もちろん効くはずはない。賢明な医師は患者に対し、病気を克服するチャンスが少しでも増えるよう、少なくとも2週間はベッドで安静にして体力を温存するようにとアドバイスした。

死者が数を増していく中、アメリカとヨーロッパの多くの科学者（とりわけアメリカ人ウィリアム・ヘンリー・ウェルチ、パリのルイ・パスツール研究所やロンドンの研究病院の医師たち）が、政府からの支援がなかったにもかかわらず、重症患者を救う方法を是が非でも見つけ出そうと悪戦苦闘していた。世界中で病原体を分離しようとする努力が日夜行われていたが、成果は得られなかった。当時の顕微鏡ではまだウイルスを発見することはできなかったので、どんな技術を駆使しようと、病原体が見つかるはずもなかったのだ。

秋が深まるにつれ、苦肉の策とも言える治療法が幅を利かせるようになった。イギリスの医師は、煙で病気を撃退しようと、大きなパイプで強いタバコをふかしながら患者を診た。ほんの少しでも酒を飲めば感染すると脅す医師もあった。2世紀前のように、またしてもアヘンが引っ張りだこになり、人々はキニーネやストリキニーネ、スチームバス、定期的な浣腸まで試みた。何かの拍子に効果が現れはしまいかと、医師は偽薬さえ使い、ジフテリアやはしかや破傷風の血清、その他ありとあらゆるものに手を出したが、効果は他の治療法と大差なかった。

感染を免れようと、ずっと屋外で過ごした家族もいたようだ。野外療法の先駆けとなったのはロンドンのレナード・ヒル医師だが、ほどなくニューヨークのルーズベルト病院や、デンマーク、イタリアのミラノなどにも広まり、病院の窓ガラスが外された。野外療法は、患者の熱を下げるのにいくらか効き目があったかもしれないが、死亡率を下げる効果はなく、各地の死者は増える一方だった。

この当時、パイフェル菌が全世界を襲ったパンデミックの正体だと考えられた。が、この説はやがて否定されてしまった。インフルエンザで亡くなった患者の中には確かにパイフェル菌に感染している者もいたが、すべての患者というわけではなかったし、また直接の死亡原因でもなかった。本当の原因は、免疫のない新型インフルエンザウイルスに感染したことで、若く健康な人の免疫機能が異常反応を起こしたためである（第1章・第6章参照）。体内で免疫物質が爆発的に増え、通常なら避けられる二次感染をかえって起こしやすくしてしまう。それが患者の死につながるのだ。言うまでもなく、もっとも一般的な二次感染は、肺炎だった。

1918年の暮れ近く、科学者たちは、探し求めている病原体が小さすぎて、今の技術では濾過することができないのではないかと考え始めた。セラミックフィルターは「肺炎球菌」や「連鎖球菌」と同様、パイフェル菌を捕らえることができるが、ボランティアを使った実験では、濾過後の分泌液にも感染力があることが判明した。つまりインフルエンザの病原体は、フィルターを素通りしているのではないか？　問題の病原体は、フィルターで捕らえることのできない未知の物体に違いない。

現在では、1918～19年の惨禍をもたらしたウイルスが、当時流行していた豚インフルエンザウイルスと近縁にあったことがわかっている。しかし、その頃開催された全米養豚品評会でおびただしい数の豚が病気になった時、誰もこれがパンデミックにつながるとは思いもしなかった。

当時、豚インフルエンザとこの新型ヒトインフルエンザが同じものであると確信していたのはごく少数の科学者だけだった。動物とのつながりと聞けば、多くの医師が、18世紀末に接種の基礎を見出したエドワード・ジェンナーのあの先駆的研究（第4章参照）を思い出したはずだ。市民に予防接種を施す計画はいくつも持ち上がったが、そもそも病原体の正体もわからずに接種できるはずがなかった。前述のように、1930年代に電子顕微鏡が開発されるまで、病原体が突き止められることはないのである。

やがてヨーロッパやアメリカの研究者たちは、ついにインフルエンザの作用を抑える方法を見出したが、いずれも症状を軽減する以上のものではなかった。すでに記したように、パンデミックを引き起こしている病原体を分離できない限り、効果的なワクチンを作るのは無理であり、組織的な医療態勢が全国的に整っていなければ、パンデミックに立ち向かうこともできない。それでも科学者たちは、回復を著しく妨げていた細菌性の肺感染症（つまり二次感染）に効くワクチンの開発にこぎつけた（もっとも、チアノーゼや重度の呼吸障害を起こしている患者にはすでに手遅れだったが）。またアヘンは、せきを抑える効果があるため安静を保つことができ、闘病の助けになった。やはりいちばんいいのは、ベッドに寝ていることだったようだ。

人々の反応

病気の発生源について、またぞろ古い迷信が息を吹き返してきた。ロンドンでは、フランドル地方の平野で何百万という砲弾が炸裂してもやが発生したのが原因だとされた。イタリア人は、蚕《かいこ》が伝染病を媒介するのだと考えた。トコジラミ、チューインガム、はたまた惑星の運行のせいにした人もいる。あるイギリスの医者は、風が悪いのだと言い、あるアメリカ人の占星術師に至っては、木星の位置がよくないのだと主張した。

ヨーロッパ、アメリカ、アフリカの一部の地域では、目に見えない病原体を恐れるあまり、一家全員が家に立てこもって窓やドアをふさぎ、隙間という隙間に紙や布切れを詰め込んで暮らしていたという。中には、こうした状態で一家が一酸化炭素中毒死してしまったり（特に、石油ストーブで暖をとっていた場合）、餓死してしまったりしたケースもある。

アメリカでは当然ながら、兵隊が感染を広げたと責められ、表を歩いていると露骨に嫌がられるようになった。ドイツ系市民は疑いの目を向けられ、疫病をばらまくスパイだと疑われて殺害された男性もいる。

嘆かわしいことに、ヨーロッパの各地、特にポーランドでは、ユダヤ人が感染拡大の汚名を着せられて迫害された。どの国でも、外国人が故意に病気を広めているのではないかと疑われた。死の恐怖に誰もが疑心暗鬼になっていたのだ。

とは言え、善意が疑心暗鬼に打ち勝った地域もたくさんある。アメリカでは、サンフランシスコを始めとする都市の裕福な市民が手を取り合って、病院に献金した。南アフリカのケープタウンでは、豊かな企業、資本家、実業家が、臨時の病院の建設に協力した。当時まだインドの一部だったラホールでは、スラム街の貧しい住人のために無料の食事と飲み物が提供された。ニューヨークとモスクワでは、医療センターが次々にオープンした。シカゴでは、たとえ家賃が未納でも、大家がインフルエンザ患者のいるアパートの暖房を切ることは法律で禁止され、ノルウェーでは、医師の往診用に車が無償で提供された。ベネズエラでは、病を退けるためかがり火を焚《た》くという空しい試みが行われていたが、このための石油が無料で用意された。アメリカとヨーロッパのあちこちの都市で、個人所有の中古乗用車やバンが救急車として使われ、時には霊柩車の役目も果たした。医療経験のほとんどないボランティアが、病気で欠員の出た看護師や用務員の代わりを務めた。

囚人たちでさえ奮闘した。アメリカのディア・アイランド海軍刑務所では、最悪の症状を和らげるための研究に、50人の囚人がボランティアとして参加し、インフルエンザの接種に協力した。

比較的孤立した小さな集落（とりわけコロラド州ガニソン）では、銃を振りかざしてまで隔離を強行したおかげで、インフルエンザの惨禍を免れることができたところもわずかながらあった。よそ者が村を車で通り抜けることも、その村で列車を降りることも許さなかったのだ。結局、村は1人の死者も出さなかった。

治療法や予防法と呼ばれるものは無数にあり、時々これはうまくいくという噂が広まった。人々は鼻の奥に亜鉛を塗りたくり、新聞や雑誌には、さまざまな口内洗浄液の広告があふれた。実際、秋の第2波の感染を免れた者がいたのは、恐らく彼らがその年の初め、すでに軽いインフルエンザにかかり、ある程度の免疫を獲得していたからだろう。彼ら自身は、命拾いしたのはカモミール茶を飲んだり、オレンジの皮やニンニクを食べたりしたおかげだと信じていたのだが。

アフリカの人々は、鯨油を飲んだりユーカリ油の蒸気を吸い込んだりし、ニンニクとタマネギを山のように消費した。酢を飲んだり、家中の部屋という部屋に酢をまいたりする予防法もはやった。また朝から晩まで月桂樹の葉を焚き続ける者もいた。奇々怪々な治療法もあった。例えば、猫の尿で体を洗ったり、氷水に浸かったりするといった方法だ。たとえ効果がなくても、何かをせずにはいられなかったのだろう。

だが、こうした奇妙な治療法にまったく効果が期待できないことを証明するのは、病気の原因を発見するよりも困難だった。実際には、怪しげな治療法のせいで、むしろ死期を早めた患者もいたことだろう。9月の終わりから10月にかけ死体の山は高くなるばかりで、ところによっては埋葬の人手さえ残っていないありさまだった。

世界を恐怖に陥れていたにもかかわらず（むしろそれゆえに）、スペイン風邪は方々でジョークのネタにされた。漫画家やコメディアンはそのおかげで大いに潤った。また、有名な子供の遊び歌が登場し、イギリスでは、１９５０年代に入って元の意味がとっくに忘れられてもなお歌われ続けた。

一羽の小鳥がおりました
小鳥の名前はエンザ

私が窓を開けたらば
飛び込んだ《インフル》のがエンザです

人々は病床の友人を見て、「スペインの貴婦人」と寝ていると冗談を言い合った。コペンハーゲンの風刺画には、自分はもう誰にも相手にされないのに、スペインの貴婦人ばかりちやほやされると不平をもらす平和の天使が描かれている。

この世の終わり？

事態がどんどん悪化し、それがありきたりの流行病ではないことが明らかになるにつれ、いよいよ現実味を帯びてきたのが人類滅亡の恐怖である。その恐怖がどれほど差し迫ったものだったかを、今実感するのは難しい。宗教右派と呼ばれる人々の中には、キリスト再来と最後の審判が迫っており、インフルエンザこそ、神が人類を滅ぼすために送り込んだ疫病なのだと信じる者がいた。信仰心の篤いアメリカ南部や中西部では、パンデミックは不道徳な生き方に対する神罰だとされた。クリスチャン・サイエンスの信奉者はバプテスト派やモルモン教の信者と口をそろえて、不健全な時代だからこそ疫病が蔓延するのだと説いて回った。もっとも、なぜ正しい人も罪深い人も、同じ割合で罰を受けるのかまでは説明できなかったようだ。

アメリカの都市では、市民社会が崩壊するのではないかという危機感が特に強かった。病院では、医師も看護師も薬も足りなくなった。患者の間で空きベッドの争奪戦が展開され、病棟へ押し入ろうとする病人の身内を武装警備員が入り口で止めなければならなかった。棺桶の生産が間に合わず、集団埋葬が認められた。病院の入り口で追い返された病人の縁者は、医師や看護師、用務員を買収してまでベッドを確保しようとした。

公衆衛生が厳しく管理され、違反者は処罰された。ニューヨークをはじめ多くの都市では、ガーゼマスク着用が義務づけられた。つばを吐いたり、せきをするのは違法行為となり、背けば罰金や投獄が待っていた。ちなみに、マスクに感染予防の効果はない。パンデミック初期にはがんとして動かなかった市の役人たちは、ここに至って慌てふためき、ようやく学校、劇場、教会、その他の公共娯楽施設の閉鎖に動き出した。

死体安置所はどこもいっぱいで、遺体は埋葬地が見つかるまでの間、通りから丸見えの状態で裏庭に薪《まき》のように積み上げられていた。葬儀屋も感染を免れることはできず、人手はひどく不足していた。10月には、通りで人が突然倒れるあの恐ろしい現象が世界中で見られるようになった。まさに黙示録の光景が現実になったのである。

家族全員が病気で寝込んでしまい、誰も買い物に行けない家がたくさんあった。親戚が食べ物を届けてくれたとしても、食糧を家の中まで運ぶどころか、玄関にさえ近寄ろうとはせず、門のところに置きっ放しにした。餓死した病人も少なくなかったはずだ。自力で食べ物を得ることができず、隣人や役人にも気づいてもらえなかった人たちである。飢えて衰弱し、病死した犠牲者の遺体は、時には何週間も発見されずに放置されていた。アメリカの田舎で、孤立した農場の住人すべてが死体となって見つかった例もある。ある評論家の記述によれば、先住民が暮らす多くの村では「どの家も大人の腐敗した死体で埋まり、1人か2人子供が生き残っているばかりだった」。

危機的状況が終息する気配はなく、市民たちは本当にこの悪夢の終わる日が来るのだろうかといぶかった。バス運転手は運転中に昏倒し、しばしば事故を引き起こした。ヨーロッパやアメリカ各地で、工場やオフィスは閉鎖を余儀なくされた。南アフリカのブルームフォンテーン近郊にあるファーラー鉱山では、縦坑《たてこう》エレベーターのオペレーターが突然倒れたために、エレベーターのかごが数十メートル落下し、20人以上の鉱夫が死んだ。

9月の第3週には、インドのボンベイだけで死者は1日700人以上に上った。ロシアのオデッサでは、7万5000人以上がインフルエンザに苦しんだと伝えられている。リオデジャネイロでもケープタウンでも、商業活動は事実上、完全に停滞してしまっていた。アフリカ大陸と中東からも、患者の数が猛烈なスピードで増えているという報告が続々と届いた。伝染病には、国ごとにニックネームがつけられた。「スペインの貴婦人」は、スイスでは「浮気女《コケット》」、スリランカでは「ボンベイ熱」、ポーランドでは「ボリシェビキ病」と呼ばれた。

患者が死んでいくペースの速さに、医師たちは驚きおののいた。なんとか病院にたどり着いた患者も、専門家さえ理解に苦しむ症状を示して、みるみる衰弱してしまう。緊張症、激しい頭痛、高熱、多汗、ひどい歯痛、一時的な失明、絶え間ない鼻血、健忘症、幻覚、意識混濁。狂乱状態に陥った末、自殺する患者まで出た。そして、間違いなく死期が迫っていることを告げる肺炎とチアノーゼ。病院では患者の亡くなるペースがあまりに速く、遺体は霊安室や廊下、果ては屋外便所や物置にまで積み上げられ、肉親はその中から愛する者を見つけ出すことさえできないありさまだった。

デンマークのビスペビヤ病院では、特別インフルエンザ対策チームの代表が、インフルエンザ患者を病院に連れてきても無駄だと発表した。家にいても病院にいても回復する(あるいは死亡する)可能性に変わりはないというのだ。病人は教会、バス停、ガレージ、市役所や町役場にまで収容されていたが、死の勢いは止まらなかった。ボストンでは、信じがたいことに感染者の半数が死んでしまった。ベルリンでは、1918年の10月15日だけで1700人以上、パリでは10月17日に1900人以上が、インフルエンザで亡くなっている。

キリスト教の宣教師が病人に手を差し伸べる地域があるかと思えば、この世の果てまで神の言葉を届けようとする彼らの執念があだととなり、病気を持ち込んだあげく、何万人も死なせてしまった地域もあった。奇跡的に災厄を逃れた島もある。ナポレオンが流刑されたセントヘレナ島などは、何の被害もなかった。

孤立した小集落の被害は最悪だった。人口のほとんどが死に絶えてしまったのだ。オーストラリア内陸部の町バイロックには27家族が暮らしていたが、このうち23家族が一家全員インフルエンザに感染した。地元の看護師は、たった1人で食糧や薬品を配って回り、町の存続を背負うことになってしまった。

都市では、暴行や強盗が劇的に減った。犯罪者も善良な市民も一様に病気にかかったからというだけではない。悪事のためにうかつに誰かに近づいて病気をうつされるのを恐れるようになったからだ。1人の少女が、記者にこう語っている。今では夜1人で家に帰るのは怖くもなんともない。もし誰かが近づいてきたら、せきをしてみせればいいのだから。

スペイン風邪は、地位や階級にも全く頓着しなかった。パンデミックの初期、裕福な人々は、インフルエンザなど貧乏人の病気であり、自分たちには無縁だと考えていた。数世紀前、富裕なロンドン市民が黒死病の流行から逃れようとした時と同様、自分たちも別荘に避難すればよい、と。ところが今回は、その手は通用しなかった。インフルエンザの感染力があまりに強すぎたのである。

作家ギヨーム・アポリネール、イギリスの作曲家サー・ヒューバート・パリー、南アフリカのルイス・ボータ首相、スウェーデンのエーリク王子、ジャイプールのマハラジャなど、高名な人々も犠牲者の中に名を連ねてしまった。

感染したものの生き延びた有名人や重要人物の中には、スペイン国王、デンマーク女王、フランクリン・D・ルーズベルト米大統領、デビッド・ロイド・ジョージ英首相、ドイツ宰相バーデン公マクシミリアン、世界でもっとも裕福な女優メアリー・ピックフォードなどがいる。

10月末、世界の産業や商業は壊滅的なダメージを受けていた。南アメリカのコーヒー園は収穫されずに放置され、金や銅の鉱山は閉鎖された。保険の請求額は数百万という額に膨れ上がり、あらゆる分野の企業が何千という単位で倒産した。

第6章　嵐の後

第1次世界大戦が最終段階を迎えた時、フランスとベルギーでは1万6000人以上のアメリカ兵がインフルエンザで動けなくなっていた。アメリカではいまだに軍隊が動員されており、駐屯地の兵士の5人に1人が死にかけていた。1918年秋の大惨事のスケールを思うとつい忘れそうになるが、実際には、大多数の感染者が回復した。ただし、従来のインフルエンザの流行では死亡率が約0・1パーセントなのに対し、1918年の場合、死亡率は感染者の2パーセントから2・5パーセントにもなったのである。

終戦——パンデミックは終わるのか？

インフルエンザ・パンデミックにより終戦が早まったことは間違いない。同年春の弱毒性のインフルエンザに集団感染したイギリス軍と違い、ドイツ軍は、その秋に発生した毒性の強い第2波をまともに食らってしまった。すでに危うくなっている戦況に伝染病が追い討ちをかけ、ドイツ軍最高司令部は降伏を余儀なくされた。

ウイルスの勢いにようやくかげりが見え始めたのは、11月の第1週だった。ニューヨークでは、新たな罹患者が1日に2000人減ったという。世界中で流れの変わる兆しが現れたが、場所によっては、その後もしばらくは感染者が増え続けた。サンフランシスコなどではまだ流行が終息する兆しは見えなかった。

第1次世界大戦は1918年11月11日に終結した。

終戦宣言に続いて戦勝祝賀会が行われたが、これはインフルエンザに対しては全くの逆効果だった。イギリスなどの国々では、人々が広場や教会、集会所、市場などに集まったのが災いして流行がぶり返してしまい、死亡率がいきなり上昇した。休戦記念日の翌週、イギリスではインフルエンザによる死者が1万9000人という驚異的なレベルに達したのである。

1918年12月には、各国が報告するインフルエンザの新罹患者数が減り始めた。もっとも、相変わらず死者数は多く、バルセロナでは、11月末から12月初めにかけて、連日1000人以上が亡くなっている。タヒチでは、毎日50人が死に瀕していたというのに、総督は相変わらず何もせずにいた。邸宅に閉じこもり、誰にも会おうとしなかったという。

しかし12月末には、インフルエンザは確実に世界から消えていこうとしていた。最初に現れた時と同じように、速やかに、どこへともなく。

インフルエンザはなぜこれほどあっさりと消滅してしまったのだろう？　その秘密は、ウイルスの性質にある（第1章参照）。ウイルスと宿主（または犠牲者）との間では一種の覇権争いが行われているわけだが、ある時点で、ウイルスが増殖を続けていくのに必要な宿主が足りなくなる。これはスペイン風邪のような強毒性のウイルスでは特に起こりやすい。その時点で、パンデミックは自然消滅に向かうのだ。

統計的には、この第2波のように、毒性の強いウイルスほど流行の期間が短くなる傾向が強い。

第1波も第2波も素通りした数少ない地域の中には、第3波と呼ばれるものに襲われたところもある。毒性では第2波に劣っていたが、危険なことに変わりはなく、年が変わってからも方々で散発的な流行を引き起こした。しかし世界の人々の多くが、すでにはるかに毒性の強いウイルスに感染していたので、殺人ウイルスの最後のあがきも深刻なダメージを与えるには至らなかった。１９１９年1月の終わりには、第3波の脅威もほぼ影をひそめた。

遺体の処理

パンデミックがようやく峠を越した頃、人々がいちばん頭を抱えた問題は、遺体の埋葬だった。遺体は地上に横たえられたまま腐敗していた。他の病気が発生するのを防ぐためにはできるだけ早く埋葬しなくてはならなかった。真夜中に死者が共同墓地へ運ばれていく様子は、1665年のペスト禍に見舞われたロンドンをほうふつさせた。荷車やトラック、馬車やバスまでが葬送に加わった。フィラデルフィアでは、収容能力20体の死体安置所に、埋葬を待つ遺体が200体も積み重ねられていたという。

ノルウェーとフィンランドでは、埋葬は春の雪解けを待たねばならず、遺体は屋外で腐ることなく凍りついていた。アメリカでは木材の不足から、古いドアや荷箱を解体して棺桶が作られ、時には段ボール箱まで使われた。棺は何度も使い回されることもあった。納棺された遺体が墓地に運ばれると、目立たないように棺の底が開いて墓穴に落とされる。そして棺桶だけは、次の仕事のために葬儀屋に戻されるのだ。墓掘り人夫がインフルエンザで臥せっている場合には、死者の家族が自分で墓を掘らなければならなかった。

アメリカからヨーロッパへ兵員を輸送していた船は、終戦間際には浮かぶ棺桶以外の何ものでもなかった。1918年の春には病人を乗せて航海していただけだったが、秋には死体を絶え間なく舷側から海に投げ込んでいるような状態だった。兵士たちの死んでいくペースがあまりに速いので、ふさわしい葬儀を執《と》り行う余裕さえなかったのである。死体は次から次へと波間に消えていった。この時期、船上で発病した兵士の20~25パーセントが死亡したという。何千、何万という兵士が、墓標もない海の墓場に葬られたのである。

しかし、死の恐怖よりもっと恐ろしいことがあった。生き埋めにされることである。感染者の中には、一見死んでしまったような病状を呈する者が若干いた。本当はまだ生きているのだが、顔色は死人のように青ざめ、身動きさえできないのだ。周囲で人がばたばたと死んでいく中、死亡証明書を出すための確認も行われない状態では、本当に生きたまま埋葬されてしまったケースがあっても不思議はない。実際、目ざとい係員が、霊安室へと運ばれる死体の山の中に息をしたり身じろぎしたりしている者を発見した例は、かなりの数に上ったという。その中には、後に完全に回復した者もいた。3歳のロバート・コールターは、こうして生還した有名な例である。彼はニュージーランドのウェリントンの墓地に運ばれる途中、突然目覚めてむにゃむにゃ言い始め、葬儀屋を仰天させたのだ。

最終的な犠牲者の数

1918~19年に、インフルエンザとその合併症によって、世界の人口（およそ20億人）の1～2パーセント前後が失われたと言われている。各国が算出した（当時、正確を期そうとして慎重に記録された）死亡者数には、言葉を失うばかりだ。

アメリカでは、54万人がウイルスに生命を奪われた。ニューヨーク市だけでも3万3000人の死者が出ている。フィラデルフィアでは、10月の1日だけでも800人近くが、1週間では、4500人以上が死亡している。1921年の『American Journal of Epidemiology（アメリカ疫学ジャーナル）』で、ハーバード大学医学部の医師が次のように述べている。

これほど高い死亡率は、近代において例を見ない。1918年のインフルエンザ流行は、歴史に残る数々の悪名高きパンデミックに比肩するだろう。

疫病学者はこれまで、ロンドン中心部のブロード・ストリートに端を発したコレラの流行を大惨事と見なしてきた。1885年、ペンシルベニア州プリマスで起きたチフス流行もまた、いったん放たれた伝染病がどれほどの被害を及ぼすかを証明している。しかし、シャーマン駐屯地におけるインフルエンザと肺炎による死者は、どちらの例をも上回る。比較的正確な統計の残っているエピデミックと比較すると、1918年秋のシャーマン駐屯地における死亡率を超えるのは、1665年のロンドンのペストと、1793年にフィラデルフィアで発生した黄熱病だけである。

ペストは7カ月の間にロンドンの人口の14パーセントを奪った。黄熱病は、4カ月の間にフィラデルフィアの人口の10パーセントを死に至らしめた。そしてインフルエンザと肺炎は、7週間でシャーマン駐屯地の人口の3・1パーセントを死に追いやった。時間的要素を考慮に入れると、これら3例の死亡率は近似している。ペストの場合は1カ月で人口の2パーセント、黄熱病は2・5パーセント、そしてインフルエンザと肺炎は1・9パーセントが死んでいる計算になる。


1918年のパンデミックの最初の震源地がアメリカだったにもかかわらず、毒性の強いウイルスが蔓延した秋の第2波で、アメリカ人がヨーロッパ人ほど免疫の恩恵を受けなかったのは不思議である。ヨーロッパ人のほうは、症状の軽い第1波のおかげでかなりの抵抗力をつけていた。その結果、ヨーロッパのインフルエンザによる死者は、アメリカのおよそ半数だった。死亡率に驚くほどの差があったのだ。

イギリスでは、22万8000人が死亡した。一見アメリカほど深刻な数ではないようだが、イギリス中の病院が患者であふれ、たとえ死の危険を脱しても、彼らは何週間も後遺症に苦しんだ。

オーストラリア政府は、世界でもまれに見る賢明な措置をとった。数百隻という船舶を港から閉め出し、疑わしい場合には必ず隔離したのである。そのかいあって、この国では死者の数をかなり低く抑えることができた。ソロモン諸島とニューヘブリデス諸島（現在のバヌアツ共和国）は、一切インフルエンザの影響を受けなかった。

南太平洋の島々は、死亡率で言えばどこよりも大きな痛手を受けた。地理的に孤立していたため、全くと言っていいほど歴史的免疫がなく、最悪の事態を招いてしまったのだ。1918年11月7日、ニュージーランドを出航した客船タルーン号が西サモアに到着したとき、7000人の島民に死の宣告が下された。船の乗客に、まだ発症していないが〝殺人ウイルス〟に感染していた人がいたのである。船の入港から3カ月と経たないうちに、サモアの二つの島、ウポル島とサバイイ島では、人口の21パーセント以上が死亡した。フィジー諸島とタヒチでも、ほぼ同じ割合の島民が犠牲になっている。

インドでは、人口の実に10パーセント、1250万人の命がパンデミックで失われた。パンジャブ州だけでも37万人が命を落としている。この途方もない数字の背景にあったのは、極度の貧困と都市部の過密である。

ロシアでは、およそ45万人が命を落とした。革命による社会の動乱と内戦が、状況を悪化させたことは間違いない。中国の死者の数は推測するしかないが、恐らく数百万に達したことだろう。記録がないため、アフリカでどれほどの人命が失われたかは定かでないが、大陸全体で人口の5パーセントに上る犠牲者が出たのではないかと思われる。イタリアでは37万5000人の命が奪われた。日本では38万人（編集注・当時の日本の人口はおよそ5500万人）、グアテマラでは4万3000人が亡くなった。リストはまだまだ続くが、数字だけではわからないこともある。小村で100人が死ねば、集落の存続という意味では、都市で1万人が死ぬより深刻な問題となる。トルコ、ペルシャ（現在のイラン）、イラクでは、村が全滅し、死者を葬る人間さえ残らないこともあった。アラスカとアリューシャン列島では、それまで何世紀にもわたり外部との接触のなかったイヌイットの集落が全滅した。必ずしも、インフルエンザが直接の原因とは限らない。食糧を運ぶ体力のある者がいなくなり、集落すべてが餓死してしまったケースもある。

死者の人口統計にも注目したい。インフルエンザによる死者のうち、若者が50歳以上の人々の5倍を占めている。驚くべき数字だ。もっともリスクが高かったのは妊婦だった。ある地域ではインフルエンザに感染した妊婦の、実に3分の2が命を落としている。前章で述べたように、このパンデミックの恐るべき特徴は、20～40歳の年齢層で最多の死者を出したことだ。従来のインフルエンザでは、生き延びる可能性がいちばん高かった人々である。

貧困に光を

スペイン風邪から得ることもあった。その一つは、世界の大部分の人々が置かれていた悲惨な生活状態に目が向けられたことだ。19世紀にロンドンでコレラが流行した時と同じように、人々は想像を絶する大量の死者に直面し、大衆が不健康な状態に置かれていると、富める者も貧しい者も等しくその影響を受けることを思い知らされたのである。

19世紀のロンドンではコレラの流行がきっかけとなり、市の下水管をテムズ河のはるか下流へ導くために、テムズ河岸通りが整備された。1918年のパンデミックの惨禍もまた、各国政府に国民の保健管理を促すきっかけになった。ロイド・ジョージ英国首相はロンドンでこう語っている。「これまで庶民が耐え忍んできた住宅事情はあまりにひどく、そのために、本来なら戦争の勝利に貢献できたはずの人命が失われた」と。

これは、多くの国々の指導者を代表する発言でもあった。世界中で、貧困の実態が明らかにされた。先進国の都市では、靴や食べ物のない子供は珍しくなかった。ケープタウンでは、多くの家族が家畜小屋に住んでいた。ロンドンでは、2家族が1部屋を共有していた。ニュージーランドの首相は、スラム街を一掃するために首都ウェリントンの半分を建て直さなければならないと発表した。

波紋

終戦とパンデミックの終息とともに、大衆が古い体制や権威に盲従する時代は終わろうとしていた。一部の階級は生まれながらにして他の階級の人間を支配する権利を持っているという考え方は、だんだんと廃れていった。こうして政府はやがて、歯に衣着せぬマスコミを通して、戦死したすべての兵士と、パンデミックで死んだすべての市民に対して責任を問われることになった。

イギリスでは、スラム街が撤去された。また公衆衛生機関が設けられ、ひとたび伝染病の大流行が起きれば、病人の治療と、迅速な組織的取り組みを行う権限が与えられた。また、大衆の期待を見事に裏切った地方の衛生局に代わり、保健省が設置された。カナダでも同じ理由で公衆衛生局が創設されたほか、ロンドン、アテネ、ニューヨーク、ウェリントンなど世界中の都市で衛生規約が設けられた。

1923年には世界の健康問題に対処するため、国際連盟保健機関が設立された。のちの世界保健機関（WHO）の前身である。WHOについては、次の章で詳しく述べる。

スペイン風邪が終息した後に発生した奇妙な現象の一つに、いくつかの不可解な疾患がある。中でも多かったのが、一種の眠り病である〝「嗜眠《しみん》」性脳炎〟で、患者は数千人に上った。病名の示す通り、脳内に何らかの炎症が起き、極度の倦怠感を引き起こすものだ。女性のほうがかかりやすく、最悪の場合、患者は寝たきりになってしまう。病気の進行は速く、時には何年もずっと眠ったままの状態に陥った。これ以前にこの病気が流行した記録はなく、また1920年以降も報告されていない。そのため、1918年のインフルエンザ・パンデミックと何らかのつながりがあると主張する科学者もいるが、明確な裏づけがあるわけではない。

生存者の証言

戦乱とパンデミックによる死の恐怖が吹き荒れる中、忘れられがちなのは生存者たちの運命だ。世界には、おびただしい数の孤児が残された。また、生き残った者の多くが、精神や神経性の問題を抱えることになった。生涯トラウマを背負った犠牲者も少なくない。感染を免れた幸運な人々も、大勢の家族や友人を失った。

1918年のインフルエンザ・パンデミックがもたらした苦しみを描き尽くすことなどできそうもない。若者を戦場へ送り出した市町村にはいずれも慰霊碑が建てられているが、インフルエンザの犠牲者には碑も銘板も追悼式もない。当時幼くして生き残った人たちが今なお生存しているが、その数はきわめて少ない。当時の人々の手紙、日記、伝記、回想録だけが、忘れられた死者を心から追悼する記念碑なのだろう。

100歳を超えるアメリカ人女性、テルマ・トロンは当時、ノース・ダコタ州の小さな町で、地元の医者の往診について回ったという。ピークの月（10月と11月）には患者が多すぎて休む間もなく、医者は往診に使う2輪馬車の中でよく居眠りしていた。トロンのおじは地元の葬儀屋で、店の裏には棺桶が積み上げられていた。彼女は往診につき添ったとは言え、病人の家に入ることは禁じられていた。医師は、患者を慰め、熱い飲み物（特にレモン水）を取ることと、ガチョウの脂を胸に塗ることを指示する以外に、あまりできることがないと嘆いていた。トロンの身内からも数人が犠牲になったが、そのうちの1人は身重のおばだった。それから80年後、彼女はおばを失った悲しみを「まるで昨日のことのように覚えています。妊婦には、助かる望みさえなかったのです」と語っている。

パンデミックを検証する

医学界にとってスペイン風邪は謎だらけで、中にはいまだに研究の続いている課題もある。当時もっとも衝撃的だった症状はチアノーゼ（第5章参照）だ。その恐るべき実態は解剖台上で明らかになった。死亡した患者の肺が液体に満たされて窒息状態になっていたのである。泡状の液体は、血液と体液、細胞毒素、マクロファージなどが混じったものだが、これはサイトカイン・ストームと呼ばれる反応により引き起こされたものだ。序文でも記したがサイトカイン・ストームとは、免疫系のたんぱく質が大量に放出される現象で、結果的に激しい炎症を引き起こし、組織に甚大なダメージを与えてしまう。この反応が進むと組織はひどく破壊され、ぞっとするような青い顔色（チアノーゼ）になる。これが、多くのインフルエンザ患者に起きたのだ。

酸素を血流に送り込むデリケートな肺胞や毛細血管は、病気に対する免疫システムの過剰防衛により破壊されてしまう。肺の細胞壁が壊れると、血液、体液、死んだ細胞、老廃物が流れ込み、肺機能はストップしてしまう。1918年に頑強な若者を襲ったのは、急性呼吸窮迫《きゅうはく》症候群（ARDS）と呼ばれる症状だった。これはウイルスの侵入をきっかけに、体内の免疫システムが暴走して激しい肺不全を引き起こすものだ。皮肉にも、高齢者や幼児など、免疫力の弱い患者のほうが生き延びる可能性が高かったのである。

比較的軽い第1波が、無情にも致命的な第2波に変化した理由については、いまだに議論が行われている。可能性は少ないが、秋のウイルスが春のそれとは全く異なるという説もある。何らかの方法で（恐らく豚の中で）ウイルスが遺伝子再集合を起こし、人類が免疫を持たない新型ウイルスが生まれたというものだ。しかしより真実味があるのは、春と秋の流行を起こしたのは同じウイルスだが、月日とともに毒性の強い型へと変異していったという説である。

ウイルスは人体に順応し、それとともに急激に毒性を増していったのだ。この説が支持されるのは「継代」（ウイルスや細菌が、代替わりを繰り返して毒性を増していく過程）が、ウイルスの働きに重要な役割を果たしているらしいと実験で証明されたからである。もしも1918年のウイルスが本当に鳥または豚から人へ感染したものだとすれば、初めのうちは新しい宿主である人間の体内でなんとか生きている程度だったのだろう。それが時間とともに非常に強力なウイルスになり、短時間で簡単に宿主を圧倒するまでになったのだ。1918年に起きたのはこういうことなのだろう。その極端な強毒性ゆえに、ウイルスがその年の12月以降あっという間に消滅することになったのは皮肉である。

凍土に埋もれた答え

近年になって完璧に冷凍保存された1918年のインフルエンザウイルスが発見され、注目を集めた。1919年にインフルエンザで亡くなったイヌイットの女性の遺体が、1990年代にアラスカの永久凍土の墓から発掘されたのである。科学者たちは、彼女の遺体からウイルスを分離することに成功し、その詳細な遺伝情報を手に入れた。スペイン風邪のウイルスを、今日流行しているインフルエンザウイルスと比較することができるようになったのだ。

抽出した遺伝物質の構造を調査する作業は困難で危険を伴うものだった。ウイルスが再び世界に流出するのを防ぐため、医療研究としては最大級のバイオセキュリティ措置が施された。もしウイルスが流出したら、再び何百万という犠牲者が出ることになりかねない。1918年のインフルエンザに対する歴史的免疫は、ほとんど消えてしまっているだろう。ウイルスは、90年も前に消滅してしまっているのだから。

かくてスペイン風邪の元凶はH1N1亜型ウイルスと判明した。ウイルスの正確な遺伝子構造を突き止める研究は、さらに見事な成果を収めている。

ここ20年ほどで著しく発展した先端技術によって、研究者たちは1918年のウイルスを完全に復元することに成功した。そしてまず、マウスと猿に接種してみた。すると衝撃の結果が現れた。

感染した猿の肺が、免疫システムの過剰反応により、わずか数日でほぼ完全に破壊されてしまったのだ。ウイルスに感染してから24時間以内に最初の症状が現れた。続く肺組織の崩壊はきわめて広範囲に及び、数日後に死ぬことがなければ猿は自らの血の中でおぼれてしまっていたことだろう。まさにこれが1918〜19年に多くの患者の身に起きたことなのだ。

猿に見られる諸症状は、これより先に行われたマウスへの感染実験の結果と一致するものだった。また、パンデミックのピーク時に人間の患者に現れたさまざまな症状とも非常によく似ていた。

免疫システムの過負荷

科学者たちは、ウイルスの活動の速さに肝をつぶしたが、この恐るべき実験の中で有用な発見も行っている。免疫システムの過剰反応は、ウイルス自体が与えるダメージよりはるかに甚大な損傷を及ぼすが、1918年のウイルス（とそこから復元されたH1N1のクローン）がどのようにこの免疫反応を引き起こすのか、その謎を解く鍵となる遺伝子が発見されたのである。

感染組織に深刻なダメージを与える免疫系のたんぱく質は、他のウイルスに感染した時よりも、H1N1に感染した後に高濃度で見つかっている。最新の研究によると、これには免疫システムの重要な構成要素であるRIG-I（リグ・アイ）と呼ばれる遺伝子がかかわっているようだ。この遺伝子の誘導で作られるたんぱく質（インターフェロン）の濃度は、H1N1に感染した組織の中で特に高い。つまりRIG-Iが何らかの理由で正常に機能せず、ヒトの免疫防御システムを暴走させるのではないかと考えられる。しかし過剰な免疫反応を引き起こすウイルスは、H1N1だけではない。今日、突然変異によってパンデミックを起こすのではないかと恐れられているH5N1亜型鳥インフルエンザウイルスもその一つだ。〝普通〟の季節性インフルエンザに比べ、鳥インフルエンザが1918年のスペイン風邪と同じくらい危険視されているのは、深刻な免疫の過剰反応を引き起こすからなのだ。

スペイン風邪の真の死因については、今もって結論が出ていない。しかし健康な若者の死亡率が高かった理由については、強力な免疫システムが特定の状況下でサイトカイン・ストームを引き起こしたという説が、現在一般に受け入れられている。

より有効なワクチンの探究がたゆみなく続けられる一方、科学者は致死的なサイトカイン・ストームを抑える研究にも余念がない。いつか鳥インフルエンザのパンデミックが発生した場合、この免疫の過剰反応が大きな脅威になるかもしれないからだ。注目を集めているのは、特定の遺伝子を操作する技術の開発である。免疫システムが（過剰反応を起こすことなく）正常に働くようRIG－I遺伝子を操作できれば、鳥インフルエンザのパンデミックが発生しても犠牲者を減らせるのではないだろうか。少なくとも、仮説の上では。

この研究の一環として、1918年のインフルエンザの別のウイルス株を採取しようという動きがある。イギリスでは、ボーア戦争に参加した軍人で、スペイン風邪で死亡した保守党議員サー・マーク・サイクスの墓を開くことが認可されている。彼が亡くなった当時は、埋葬時にさえ感染する危険があると考えられていた。そこで家族は、彼を鉛の棺に密封して埋葬したのである。恐らく彼の遺体の保存状態は申し分なく、スペイン風邪のウイルスを採取し、研究に役立てることができるはずだという（編集注・アメリカ陸軍病理学研究所のジェフリー・トーベンバーガー博士は2005年、前出のアラスカの永久凍土に埋葬されていたスペイン風邪の犠牲者の遺体から見つけたRNAから、スペイン風邪ウイルスの全塩基配列の解読に成功した。また、東京大学医科学研究所の河岡義裕教授は2007年に、スペイン風邪ウイルスの人工合成に成功している）。

新たな情報が増えるたびに、人類はまた一歩前進することができる。世界中で何百万という命を奪いかねない伝染病をコントロールするという目標に向かって。

第7章　変異する敵――1957年「アジア風邪」と1968年「香港風邪」

1918年のスペイン風邪による世界規模の大惨事から数十年、さまざまなインフルエンザウイルスが世界を駆けめぐった。年によっては危険なウイルスが流行することもあったが、再び恐るべきパンデミックが発生する心配はなくなったかのように思われた。

インフルエンザの病原体を突き止める

それまで知られていたどんな病原体よりも小さな存在がインフルエンザの原因なのではないかということに、1918年当時の科学者がまったく思い至らなかったわけではない。可視光線による顕微鏡では病原体を見ることさえできなかったが、彼らはその存在にうすうす気づいていたのだ。ただし、それが証明されるまでには20年もの年月が必要だった。

最初のインフルエンザウイルスが豚から検知されたのは1931年である。しかしあまりに小さすぎて当時の顕微鏡では観察することができなかったため、その存在と性質は推測の域を出なかった。リチャード・ショープがこの先駆的な研究を手がけた後、パトリック・レイドロー率いるロンドンの研究チームがヒトインフルエンザウイルスの分離に成功した。次いで1935年、アメリカのウェンデル・スタンリーがタバコモザイクウイルス（喫煙がポピュラーだった当時、タバコの葉を駄目にするウイルスは商売の大敵だった）の結晶化を成し遂げた。これが、最初に発見されたウイルスとされる。

インフルエンザウイルスの姿を確認しようとする試みはなかなか進展しなかったが、多くの人が研究に心血を注いだ。そして1930年代の終わりに、インフルエンザの病原体が初めてその姿を現したのである。すでに述べたように、これを可能にしたのは、まだ誰も見たことのない極微の世界へ扉を開く、高倍率の電子顕微鏡（光学顕微鏡の限界が2000倍程度なのに対し、100万倍もの倍率を持つ）だった。この開発によって、ウイルスは初めて目に見えるものとなり、それまでの研究の正しさが裏づけられた。そして、いつか有効なワクチンを製造できるのではないかという希望へとつながったのである。

抗生物質の発見

スペイン風邪の後にもインフルエンザは世界を吹き荒れ、幼児、高齢者、他の疾患で体力の弱っている人々の命を奪ったが、これはいつものことであった。どの年も感染率は高かったが、死亡率は低いレベルにとどまっており、インフルエンザが再び毒性を強め、人類に襲いかかる気配はなかった。

インフルエンザの合併症や二次感染による死亡事例は、この時期にかなり減少した。というのは、患者が死亡する最大の原因である細菌性肺炎に、いまや対抗する手段ができたからだ。その手段とは、医学の生んだもっともパワフルな武器、抗生物質である。

1928年、アレクサンダー・フレミングは、ロンドンにあるセントメアリー病院内にある散らかり放題の研究室で、周辺の健康な細胞を損なうことなく、細菌だけを殺すカビを偶然発見した。しかし彼は当初、これが革命的な大発見だということに気づかなかった。ペニシリンが大量生産されて商業ベースに乗るまでに、それから10年近くかかった。ペニシリンは、細菌感染の治療に大変革をもたらし、何百万という命を救うことになる。

ペニシリンの使用が広まってわずか数年後、新たな問題が発生した。細菌がペニシリンに耐性を持つようになったのだ。しかし、耐性菌が現れるたびに、それに勝る新たな抗生物質が開発された。この終わりのない闘いは、現在でもメチシリン耐性黄色ブドウ球菌（MRSA）を相手に続けられている。このMRSAは〝スーパーバグ〟と呼ばれ、マスコミにセンセーショナルな話題を提供している。

1940年代から1950年代初頭にかけて、抗生物質は万能薬としてもてはやされた。ただし、〝細菌〟感染に対しては強い力を発揮するものの、抗生物質は最大の殺人者であるウイルスに対しては何の効果もない。黄熱病、デング熱、エボラ、インフルエンザには役に立たないのだ。それでも科学界は、ウイルスに対抗する治療薬が開発されるのも時間の問題だと考えていた。

世界保健機関（WHO）

こうした科学の進歩は、将来のパンデミックに対抗する頼もしい武器だ。これに加えて、もう一つ強力な味方を忘れてはならない。国連の専門機関である世界保健機関（WHO）だ。第2次世界大戦後に組織された未来への希望の産物であり、現在193カ国が加盟している。国際社会が諸問題をめぐっていがみ合い、口角泡を飛ばし合う一方で、各国は（完璧にとはいかないまでも）WHOを通じて協調し、あらゆる種類の疾病に一丸となって取り組むことができる。1949年、45カ国に散った84の研究所を結ぶため、国際インフルエンザ・センターが設立された。その役割は、人類の間で流行しているインフルエンザウイルス株を事前に知り、最悪の事態を避けるため、国際協力を進めることである。

WHOは人々の健康を促進するため、多国間で科学・医療分野での協調を推し進め、疾病のコントロールと撲滅を目指すプログラムを実施している。

これまでのWHOの最大の功績は、天然痘の撲滅だ。また、ポリオ（根絶まであと一歩）やハンセン病のコントロールでも、大きな成果を上げている。後者については、一部の地域でまだ流行しているものの、予防や治療は比較的容易であり、やがては完全に根絶できる日が来るだろう。

死を招く新型インフルエンザ

恐ろしいスペイン風邪から40年近く、人類は伝染病に脅かされることなく過ごしたが、この状況は1957年に一変した。この年の2月、極東で新型インフルエンザが確認されたのだ。少数の患者がインフルエンザ様の症状を示して重体になり、数人が亡くなったのである。この新型インフルエンザは、それまで知られていたインフルエンザウイルス株とはかなり異なり、65歳以下の人には免疫がないようだった。WHOのインフルエンザ監視システムは、ただちに警鐘を鳴らした。パンデミックが起きようとしている！

ウイルス株の詳細な情報が明らかにされると、すぐに大がかりな対策が講じられ、その年の5月にはワクチンの大量生産がスタートした。イギリスでは、ワクチンはウエスト・ロンドンのライト・フレミング細菌学研究所で生産された。予防接種は無料だが、効果を得るには、約3週間をおいて2回接種を受けなければならなかった。医師、看護師などの医療従事者、重症化が予想される高齢者らが優先的に接種を受けた。

新型インフルエンザが蔓延しつつあるとの報告を受け、世界の監視システムが厳戒態勢に入った。ワクチンは、8月には欧米諸国に出回ったが、一般のインフルエンザワクチン同様、限られた効果しかなかった。

「アジア風邪」と呼ばれた新型インフルエンザは、1957年の夏の間アメリカ各地で流行した。アメリカやヨーロッパ各地では、秋に学校が始まると、気候が涼しくなったこともあり、感染例が急激に増えた。学校の教室はウイルスを広めるのに理想的な環境となり、インフルエンザは新たに感染した子供たちによって家庭に運ばれ、そこからさらに拡大していった。

10月になると、世界中（特にアメリカ）で、幼児、高齢者、妊婦の患者が重症化するケースが報告され始めた。いずれも、従来からインフルエンザにかかると重症化しやすいと言われていた人々である。元気で健康な若者が（1918年のように）犠牲になる気配はなく、パンデミックの程度がはっきりすると、世界の医療関係者や政府はほっと胸をなで下ろした。しかし、1918年ほど深刻ではないにしても、重篤な被害が出ていることに変わりはなく、時には壊滅的な影響を与えた。犠牲者は高齢者にもっとも多く、冬が深まるにつれて死者の数はピークに達したが、やがて1958年の春になると収まった。

過去から学ぶ

WHOは、学校を通して新型ウイルスが広まることに注目した。他にも陸軍駐屯地など多人数の集まる場所を通して感染が拡大していた。行軍、会議、基地、劇場、映画館などもすべて、新型インフルエンザの蔓延にかかわっていた。しかし1918年同様、病気の拡大を抑えるため厳重な措置を取るよう各国政府を説得するのは容易ではなかった。

伝染病の流行初期に大勢の人間が集まる場所を閉鎖しなければどういうことになるか、当局は1918年に身をもって知ったはずだった。ところがこの苦い経験にもかかわらず、今回も政府は、学校など人の集まる場所を閉鎖するのに消極的だった。日常生活が回復するまでに何カ月もかかるため、大がかりな閉鎖は社会的、経済的な打撃が大きすぎると判断したのだ。

しかしこの当時からずっと、インフルエンザ流行に対するWHOの方針は一貫している。人が集まればウイルスは蔓延するばかりなので、特に危険なインフルエンザウイルス株が確認された場合は、人の集まりを規制するよう推奨している。しかしあいにくWHOには、当時も今も行政への強制力はない。

1957年に学校が閉鎖された地域では、特に6~12歳の児童でインフルエンザの患者数が減少した。休校は、再開が安全と判断されるまでひと月あまり続いた。感染サイクルが1カ月中断すると、流行の防止にはっきりと効果が現れる。にもかかわらず、イギリスとアメリカでは、全児童の約50パーセントが新型インフルエンザに感染した。第1波が襲ってきた時に、子供への感染が急速に広まってしまったためである。

電撃攻撃

この第1波のスピードは、科学者や医師を大いにあわてさせた。アメリカの一部の学校では、その年の秋、たった2週間で症例ゼロから90パーセント、時に100パーセントに達する感染率を記録した。ロンドンでは、数百万の家庭が吐き出す石炭のばい煙が、インフルエンザの症状を悪化させてしまった。大勢の高齢者が、ペニシリンなどの抗生物質に耐性のある肺炎を発症し、その結果、死者の数は恐ろしいほど膨れ上がった。

リバプール始めイギリスやアメリカの都市では、医療従事者の被害が特にひどかった。地域によっては、第1波で5人に1人を超える看護師が発病した。都市部の病院勤務医の3人に1人が感染するという事態も起きている。

病院は、通常の冬とは比べものにならないほどごった返し、臨時の対応策として廊下にベッドを置いたところも少なくなかった。それはまるで、1918年のスペイン風邪の悪夢が再びよみがえったかのようだった。マンチェスターのある医師はこう言っている。「入院が必要なインフルエンザ患者の数がいきなり増えたうえに、それぞれの症状が非常に重いので、1918〜19年のようなシステム崩壊がまた起きるのではないかと、みな本気で心配した」。

多くの看護師や医師が病に倒れると、状況はたちまち大混乱に陥った。強毒性のインフルエンザであれば、1918年に匹敵する大惨事に至った可能性もあるが、幸いにして1957年のウイルスは弱毒性であり、人類がすでに免疫を獲得している遺伝物質を十分に含んでいた。世界のあちこち（特にアメリカとイギリス）で医療サービス崩壊の危機が迫った時、感染は峠を越え、危機は回避されたのだ。とはいえ、これは何よりも運が幸いしたに過ぎない。

ピークが訪れたのは、1957年の9月と10月だった。この期間、イギリスだけでも相当数の呼吸器感染症患者が、イングランドとウェールズの国営保険サービス（NHS）の病院に収容されていた。その数は、冬に予想される〝普通の〟季節性インフルエンザの患者数より2万5000〜3万人も多かった。統計によれば、ロンドンの病院では、パンデミックの最初の数カ月に入院した肺炎患者の20パーセントが重症化している。特に手強かったのは、薬剤耐性菌もしくはウイルスによる肺炎だった。秋の終わりには、アメリカだけで3000万回分のワクチンが用意されたが、これでは必要とされていた6000万回分にはほど遠い。それでも1918年の大混乱に比べれば、医療は組織面と流通面で格段に進歩したと言えるだろう。

一方、1918年と共通していた点もある。今回も、かつてのように流行の波があった。12月には第1波の最悪の時期は過ぎたかに思えたが、新年が来ても危機は去らなかった。事実、罹患者は急に増え、深刻な合併症を訴えるケースが高齢者などの間で増加したのだ。第2波という現象は、すべてのインフルエンザ・パンデミックに共通するものらしい。第2波はウイルスが変異し毒性を増すことで発生する。人に感染しやすくなると同時に、宿主を殺してしまう能力も上がるのだ。

死者を数える

1957年のアジア風邪による死者は、世界で200万人に上ると言われているが、遠隔地についての情報が非常に少ないので、実際の数字はこれよりずっと大きいものになるだろう。1918年のウイルス株に比べて危険性が低かったとはいえ、アメリカでは少なくとも7万人、イギリスでは3万人に上る犠牲者を出した。1957年の終わりに配布されたワクチンがなければ、この数字はもっと増えていたことだろう。

例によって、死亡率は秋から冬にかけて上昇し続けた。ただ、ワクチンをできるだけ広く流通させようという試みが功を奏したのか、さほど急速に上昇することはなかった。将来のパンデミックについて考える時には、1957年以来、ワクチンの生産スピードや効果が格段に向上していることを忘れてはならない。

1918年同様、1957年のパンデミックでもっとも深刻な打撃を受けたのはインドを始めとするアジア諸国であり、200万の犠牲者の大部分がこの地域に集中した。この地域で死亡率が高かった理由としては、栄養不良、医療施設の不備、人口過密、人間と豚・鳥との生活環境の共有が挙げられる。

1968年、香港風邪

パンデミックを引き起こすどのウイルス株にも言えることだが、1968年に流行したインフルエンザは、もともと鳥の間で流行していたものだ。その鳥インフルエンザウイルスがヒトインフルエンザウイルスと交雑し、人間が免疫を持たないウイルス株が発生したのである。新型インフルエンザは最初に中国の貴州で確認され、その後急速にシンガポールと香港に拡大した。そしてスペイン風邪と同じように、このインフルエンザもその発生地ではなく、最初に大きく報道された場所の地名で呼ばれることになった――「香港風邪」と。

1968年当時、中国はまだ全体主義が支配する閉ざされた国家だった。国内問題、伝染病、飢饉、不作について口にすることは「ブルジョア的」であり「反革命的」であると非難された。そのため流行病発生のニュースは、当時まだイギリスの植民地だった香港で感染が報告されて初めて表面化したのである。危険な新型インフルエンザが発生したと、世界中で再び警鐘が鳴らされ始めた。

香港風邪は、発生から終息までにおよそ2年かかったと言われている。例によって、少なくとも2回の波があった。第1波のほうが多くの死者を出した国もあれば、第2波による被害のほうが大きかった国もある。つまり一部の国では、第1波に感染したことで免疫を獲得した人々がいたということだろう。インフルエンザがもっとも力を振るうのはほとんどいつも冬期だが、1968年も例外ではなかった。死亡率はその年の12月に頂点に達し、1969年の春になると下降に転じた。

香港風邪は全世界で400万人近くの感染者を出したが、スペイン風邪に比べれば取るに足りないと言えるかもしれない。アメリカでは、およそ3万4000人の死者が出た。この数字は、スペイン風邪やアジア風邪の死者数に比べればはるかに低いが、だからと言って病気のもたらした混乱や苦しみが少なかったわけではない。感染者の数は、南北アメリカ大陸だけで少なくともその数十倍に達したと見られる。実際に、ビジネスや商業が回復するまでに何カ月もかかった。

全世界の死者は100万人を超える。1968年がすでに最新のハイテク医療の時代だということを考えれば、これはとてつもなく大きな数字ではないだろうか。伝染病の追跡システムとワクチン製造能力が飛躍的に向上していなければ、はるかに大きな被害を招いていたかもしれない。

縮小版パンデミック

1968年までに、世界は劇的な変化を遂げていた。1957年には空の旅はそれほど一般的ではなかったが、1968年にはすでに旅客航空機の時代に突入し、毎年何百万という人々が休みなく国家間を飛び交うようになった。そして乗客とともにインフルエンザウイルスも移動した。

香港風邪は、スペイン風邪よりもアジア風邪に似ており、若者ではなく、主に高齢者や幼児の命を奪った。第2波が襲来すると、イギリスでは感染者数が増大し、1970年初頭にピークを迎えた。しかし最初の感染報告を受けてただちにワクチンの開発を始めていたおかげで、膨大な死者を出さずにすんだのである。事実、1968~69年のパンデミックは、20世紀のインフルエンザ・パンデミックの中ではもっとも被害が少ない。医療設備と栄養管理の向上、二次感染の抑制も被害を最小限に食い止めた要因に挙げられるが、このインフルエンザが基本的に軽症ですんだのは、それを引き起こしたウイルスの化学的性質が、アジア風邪のウイルスとよく似ていたからだ。つまり、世界の人口の大部分は、すでに免疫を獲得していたということになる。

そのこととは別に、偶然も拡大防止に一役買った。アメリカとイギリスでインフルエンザが勢いを増そうとしていた時、ちょうど学校がクリスマス休暇に入り、感染の連鎖が途切れたのだ。休暇がなければ、病気はずっと広範囲に広がっていただろう。

1957年と1968年のパンデミックは、科学者、医師、政府に多くの課題を残したが、国際的な監視システムの働き、幸運、医療の進歩のおかげで、1918年のような大惨事には至らずにすんだ。

ウイルス株を明らかにする

1957年のアジア風邪は、H2N2亜型と呼ばれるウイルスが原因である。一方、スペイン風邪はH1N1亜型、香港風邪はH3N2亜型のウイルスによって引き起こされた。

アジア風邪のウイルスは、Ｈ１型ヒトインフルエンザウイルスが、Ｈ２という表面たんぱく質を持つ鳥インフルエンザウイルスと混じり合ったものなのだろう。中国の農村地帯でそのような変異が起こったと思われる。この混合から生じたウイルス株は、もとのＨ１型よりもはるかに危険なものになった。人類はＨ１型にはすでにある程度の免疫を持っていたが、Ｈ２型にはこれまで出会ったことがなかったからである。

１９５７年のパンデミックの終息宣言が出された時、医師や科学者は、Ｈ１型ヒトインフルエンザウイルスがすっかり姿を消していることに気づいた。代わりに現れたのがＨ２型である。

このような入れ替わりは10年後の１９６８年に再び起こり、中国の農村地帯でまたもや致死性のウイルスが発生した。１９６８年のウイルスの特徴は、表面たんぱく質のヘマグルチニンがＨ２からＨ３に代わったことだ。旧型と新型が入れ替わるたびに、人類の免疫レベルは急激に低下する。そして、人体が新型ウイルスに対する免疫を身につけたかと思うと、また新しいウイルスが登場するのである。

時間の経過とともに、人類は旧型のインフルエンザに対する免疫を失っていく。Ｈ２型ウイルスが消えた後に生まれた人は、それに対する免疫を持っていない。同じことが、スペイン風邪を引き起こしたウイルス株についても言える。それが再発した場合、まさに想像を絶する大惨事を引き起こす可能性がある。現存する人は（非常に高齢の人を除いて）誰一人免疫を持っていないからである。

１９６８年の香港風邪の原因が、これまでにない新しいウイルス株だと判明すると、深刻な事態になるのではないかという不安が広がった。というのは、ウイルスの性質や遺伝子構造から、抗原連続変異ではなく、はるかに危険な抗原不連続変異によって発生したウイルスであることがわかったからだ。ウイルス遺伝子が急激に突然変異を起こすと、人間の免疫がついていけず、医薬品の力なくしては全く太刀打ちできなくなる。やがて香港風邪は、正式にＨ３Ｎ２亜型と確認された。結果的には、１９５７年よりも穏やかなパンデミックになったわけだが、かなり深刻な事態だったことは間違いない。

ある科学者が、１９５７年と１９６８年、そして１９１８年のウイルス株の違いをこうまとめている。

「１９５７年のヒトインフルエンザウイルス（Ｈ２Ｎ２）と、１９６８年のウイルス（Ｈ３Ｎ２）は、明らかに人と鳥のウイルスから、遺伝子再集合によって生まれたものだ。これに対し、１９１８年にスペイン風邪を起こしたウイルスは、鳥のみに由来すると思われる」

この違い、つまり鳥と人の混合ウイルスなのか、鳥だけに由来するものなのかという点は、今日のインフルエンザの監視と研究の焦点となっている。人類にとって最大の危機は、ヒトインフルエンザのウイルスの遺伝子情報を共有しない新型インフルエンザウイルスが発生することなのだ。純粋な鳥インフルエンザウイルスが人体の中で、鳥から人へ感染するだけではなく、人から人へ感染できるウイルスに変異したら、それこそ悪夢である。

断っておくが、すべての科学者が悲観的な終末論を支持しているわけではない。人から人へ感染するようになるほど鳥インフルエンザウイルスが変異するとは考えられないと言う楽観主義者もいる。1918年には作用していたさまざまな要因が、今ではもう当てはまらないと言うのだ。当時は、4年以上も続いた戦争で世界中の人々が疲弊し、栄養状態も悪かった。(特にアメリカでは)軍隊がずさんな医療や衛生管理の下で動員されていた。そのうえ、相手にしているウイルスについて何も知らなかった。一方、今日のわれわれには、ウイルスの猛攻撃に対抗できるだけの準備が整っている。それが、変異した危険な鳥インフルエンザウイルスだとしても。

これはあくまでも楽観論だ。悲観論者(彼ら自身は現実主義、と言うだろうが)は、結局のところ、将来のウイルスの遺伝子構造は予測できないので、それに対して態勢を整えることも不可能だと言う。

彼らはまた、パンデミックを引き起こす新型ウイルスの温床となっている地域が数カ所存在することも指摘する（次章参照）。

WHOは監視態勢の強化に、科学者たちはワクチンの開発に余念がない。彼らの必死の努力にもかかわらず、もしも再び純粋な鳥インフルエンザウイルスが人類を襲うことになれば、1918年の悲劇が繰り返されかねない。次章に述べるように、そのような事態は刻々と現実になりつつある。

第8章　種の壁を越えるウイルス——鳥インフルエンザ

世界の人口が増え続ける中、かつて秘境と言われた地域さえ、開発によって失われようとしている。20世紀以降、加速度的に開発が進み、人間が過去にはめったに出会うことのなかった生き物と接触することも多くなった。こうしたことは野生動物の保護にも大きく影響する。人類がすさまじいスピードで野生動物の生息地を浸食していく陰で、多くの種が絶滅の危機にさらされているのだ。中には、逆に人間の生活圏に入り込んで順応し、生き延びようとする動物もいる。

郊外でゴミバケツをあさる北アメリカのグリズリー、インドのジャングルから忍び出て近隣の家畜を襲うトラ、ロンドンの市街地をうろついて餌をあさる大胆なキツネなど、彼らの姿は近年ますます頻繁に目につくようになってきた。

ここで視点を変えて考えてみてほしいのは、こうした開発が、この世でもっとも繁栄している種、すなわち人類の未来にどんな影響を与えるかということだ。世界中で疾病を監視する人々は、いずれ人獣共通感染症（動物から人間にうつる感染症、またその逆）が蔓延するような事態を憂慮している。この感染症は野生動物と人間が、狭い地域に肩を並べて生息することから起きるものだが、世界人口の増加とともに、発症する可能性は高まっている。

ケーススタディ――ヘンドラウイルス

ある生物が人間に生息地を奪われた時、どんなことが起きるかを物語る1例が1994年にオーストラリアで発生した。それまで感染例が一度も報告されたことのない致死的なウイルスが見つかったのだ。新種のウイルスはヘンドラと命名された。このウイルスの研究を通じて、将来のインフルエンザ・パンデミックがどのように発生するかを学ぶことができる。

事件は1994年、オーストラリアのブリスベン近郊ヘンドラ（後に症名となった）の、とある競走馬の牧場で起きた。ドラマシリーズという名の妊娠した牝馬が、ある日突然発熱し、口から泡を吹き始めた。厩舎長のレイ・アンウィンと調教師ビク・レイルはすぐさま獣医を呼んだ。母馬と子馬の両方を助けようとあらゆる手を尽くしたが、すべて徒労に終わった。高熱のまま鼻孔と口から血の泡を吹いていた牝馬は、48時間もしないうちに死んでしまったのである。

ドラマシリーズを死に至らしめたのは、それまで全く知られていないウイルスだった。そのウイルスの威力はすさまじく、それから3日のうちに同じ牧場の馬がさらに12頭発病し、アンウィンとレイル調教師までが重体に陥ってしまった。レイルは助からず、アンウィンは生き延びたが、後遺症が残った。病原体の正体を暴くためにやってきた医師や研究者は首をひねった。これはいったい何ものなのか？　どこからやってきたのか？

当初、馬たちは毒を与えられたか、毒ヘビに咬まれたのではないかと考えられたが、どちらも症状と一致しなかった。ほどなく病原体は、オオコウモリを宿主とするウイルスであることが判明した。

ヘンドラでこのような伝染病が発生したのは、オオコウモリが生息地を失ったからと見てまず間違いない。人間が生息地に侵入してきたために、コウモリたちは牧場の住人と生活空間を共有することになった。レイ・アンウィンの牧場の樹木には確かにコウモリが住んでいた。長期にわたって馬とコウモリとが接近して暮らしていたことで、ヘンドラウイルス（コウモリはほとんど影響を受けない）が種の境界を越え、前記のような恐ろしい結末をもたらしたのである。

隣人に近づきすぎる

たいがいのウイルス性疾患は、どこからともなく現れて、またこつ然と消えてしまうように見える。しかし実際は、ウイルスは消えはしない。過去何万年もの間（宿主とウイルスが互いに共存が可能になるほど長い間）住んでいた本来の宿主の体内に戻るだけだ。鳥インフルエンザを例にとってみよう。その名が示す通り、鳥インフルエンザウイルスは水鳥の体内に住んでおり、宿主を殺してしまうことはめったにない。

推計によれば、人類のかかる感染症のおよそ60パーセントが、他の動物と共通しているという。野生動物の領域に踏み込めば踏み込むほど、ブリスベン郊外ヘンドラで起きたような伝染病の脅威は身近に迫る。自然宿主であるコウモリからウイルスをうつされた馬（または人）に歴史的免疫はない。そのために、いとも簡単に圧倒されてしまったのである。

ここで肝心なのは宿主と犠牲者の距離の近さだ。この状況は、そのまま中国南部の野鳥や家禽と、人間との関係に置き換えることができる。種の壁を越えたと思われる鳥インフルエンザの多くがここで誕生しているのだ。

あるウイルスの自然宿主とされる動物を探し出すのに、何年もかかるケースもある。

1970年代にアフリカで発生したエボラ出血熱は、人間の感染者の80パーセントを死に至らしめると自然消滅してしまい、その後20年もの間、完全に謎に包まれたままだった。科学者たちはウイルスの宿主となる野生動物がいると信じて疑わなかったが、それを見つけることができなかったのだ。そして2005年、ガボンのフランスビル（現在のマスク）の研究者が、数種類のオオコウモリからウイルスを分離することに成功した。しかし、この証拠は決定的なものではなかった。

コウモリが人間に直接ウイルスをうつすのだろうか、それとも仲介役を果たす動物がいるのだろうか？　現在では、死んだ類人猿や猿との接触を通じて感染が起きると考えられている。食糧としてチンパンジーなどを殺してさばくことが、エボラに感染する早道だというわけだ。しかしほかのウイルス同様、エボラの感染経路を確定するのは難しい。エボラ出血熱が、主にアフリカの奥地で発生していることもその一因である。研究者が駆けつける頃には、流行が終わりかけていることが多いのだ。

エボラやヘンドラなど種を越えるウイルスについて考える時、心配しなければならないのは、ウイルスが種の壁を越えるかどうかではなく、それがたびたび起きるのかどうか、また、速いペースで変異するかどうかである。種の壁を越えるウイルスでも、エボラやヘンドラはきわめて毒性が強く、感染者が遠くへウイルスを広げる前に死んでしまうため、ウイルスが幅広く蔓延することはない。それに引き換えインフルエンザは、信じがたいペースで変異し、人間の免疫機能を回避する。本当に恐るべきはインフルエンザウイルス、中でも鳥インフルエンザウイルスなのである。

21世紀が幕を開けて数年、H5N1亜型（純粋な鳥インフルエンザウイルス）の人への感染が、徐々にアジアやアフリカで増えてきている。これまで報告されている国は、アゼルバイジャン、カンボジア、中国、ジブチ、エジプト、インドネシア、イラク、ナイジェリア、タイ、トルコ、ベトナムなどだ。患者の半数以上が死亡している。これは1918年のスペイン風邪よりも驚異的に高い死亡率だ。

これらのケースは、ほとんどが家禽との接触により感染している。今のところ人に感染したH5N1亜型ウイルスが、さらに人から人へとうつるタイプに変異していないのは、全くの幸運と言うほかはない。

この感染経路の違いは決定的な意味を持っている。鳥から人への感染は確かに恐ろしいが、感染経路が鳥から人である限り、ウイルスは人の間で流行を引き起こすほど変異（または遺伝子再集合）していないと言える。これまで鳥インフルエンザに感染したのは、ウイルスの宿主である家禽と密接な距離にいた者だけである。この状態が保たれていればわれわれは比較的安全だ。鳥インフルエンザが大都会の人口を一掃してしまうような最悪の事態にはならないだろう。

鳥インフルエンザの仕組み

鳥インフルエンザは、鳥類の間で普通に見られるA型インフルエンザウイルスによって発症する。このウイルスの表面にあるヘマグルチニン（HA）とノイラミニダーゼ（NA）というたんぱく質の構造や組み合わせが変化すると、異なる亜型ができ上がる。組み合わせが異なるごとに、一つの亜型になるのだ。今までに知られているA型インフルエンザウイルスの亜型のすべてが、鳥類で発見されている。この中で人類にとって最も恐れられている鳥インフルエンザウイルスが、H5N1亜型と呼ばれるものだ。

世界中の野鳥は、腸内に鳥インフルエンザウイルスを持っている。無数の世代を経るうちにウイルスと宿主は互いに共存することを学び、野鳥は通常ウイルスからほとんど影響を受けない。ところがニワトリ、アヒル、七面鳥などの家禽になると、鳥インフルエンザを発症する確率がきわめて高く、死に至ることもままある。いったん感染すると、鳥は唾液、鼻腔内の分泌液、排泄物などから大量の〝生きた〟ウイルスを放出する。家禽がインフルエンザに感染する経路はさまざまだ。感染した野生の水鳥（カモやガンなど）や家禽との接触のほか、ウイルスに汚染された土、水、飼料、その容れ物などからもうつる。ウイルスは、宿主の体内から出ても数時間は生きられるらしい。

家禽がかかる鳥インフルエンザは、二つのタイプの病状を示す。弱毒性と強毒性だ。弱毒性のインフルエンザにかかっても、症状は軽く回復が早いので、気づかれないことも多い。

一方強毒性は、鳥の群れに感染する速さにおいても、致死率の高さにおいても圧倒的だ。致死率は95～１００パーセントに達することさえある。困ったことに、（人類を脅かしている）Ｈ５Ｎ1亜型ウイルスは、強毒性なのである。

鳥インフルエンザを引き起こすＨ５Ｎ１は、二つの群《クレード》に分けられ、さらにサブクレードに分けられる。A型ウイルスは抗原連続変異と抗原不連続変異によって常に突然変異を繰り返しているので、そのうちに人体に適応し、効率よく感染するウイルス株が現れてこないとも限らない。インフルエンザの予防が非常に難しいのはそのためだ。また、ヒトインフルエンザウイルスの遺伝子が他の動物（通常は豚）の体内で、鳥インフルエンザウイルスと交雑し、新たなウイルスとして誕生することもある。

ほとんどの場合、鳥インフルエンザにかかって死ぬ危険は低い。なぜなら、このウイルスが人に感染するケースは今でも非常にまれだからだ。鳥インフルエンザウイルスの中でも、Ｈ５Ｎ１のように種の壁を越えて人間に感染するものは少ない。そのＨ５Ｎ１も確かに毒性の強いウイルスではあるものの、まだ人から人にうつるまでには至っていないのである。

免疫がない

鳥のウイルスは普通は人に感染したりはしないので、人類はこれに対し、歴史的免疫またば既存免疫を持たない。つまり、もしH5N1亜型が簡単に人から人へ感染するようになれば、パンデミック発生はまず免れないだろう。それがいつ起きるかは誰にもわからないが、だからこそ、世界の専門家たちはH5N1の動向を厳重に監視しているのだ。ウイルスがいつ進化し、人から人への感染を開始してもおかしくないという想定で、常に準備を整えているのである。

鳥インフルエンザの正体は?

これまで人がH5N1亜型インフルエンザに感染したケースは、ほとんどが感染した家禽(ニワトリ、アヒル、七面鳥)や、病気の鳥の分泌液、排泄物で汚染された物に触れたことから発生している。感染は鳥から人に対して起こり、普通はそこで止まる。

H5N1亜型ウイルスの人から人への感染力には限りがあり、これまでは身近な者が1

人、または、まれに小さなグループに集団感染したところで終わっている。ほとんどの患者は、病歴のない子供や若者だ。しかし、報告されているのは重篤な例だけで、程度の軽い症状までは把握されていない。つまり、H5N1亜型に感染はしていても、軽症ですんだり、他の病気だと誤解している患者がいるかもしれないということだ。

鳥インフルエンザは、鳥と人間では全く異なる症状を呈する。免疫を持たない鳥の場合、感染するとあっという間に筋肉、脳、肺、臓器が冒される。人間の場合、最初に肺の激しい損傷が起こり、ダメージが他の部位へ広がる前に患者は死んでしまう。香港のある医師はこう言っている。「まるで、ダイナマイトを満載したトラックが突っ込んだようだ」。

この表現は、サイトカイン・ストームで多くの患者の免疫システムが過剰反応を起こした1918年のスペイン風邪をほうふつさせる。この暴走自体が、ウイルスに冒された肺をさらに破壊してしまうのだ。

香港大学の研究者たちによると、気がかりな致命的症状はこれにとどまらない。鳥インフルエンザに感染した幼いベトナム人少年が、錯乱状態でホーチミン市の病院に運び込まれてきた。少年の肺は、亡くなるまで健康できれいなままだった。検死によると、少年の死因は、H5N1亜型ウイルスによる激しい脳炎だったのだ。スペイン風邪ではもっとも目立つ死因は肺炎だったが、もしもH5N1亜型ウイルスが人間に蔓延すれば、危険な症状はそれだけではすまなくなるかもしれない。

鳥インフルエンザについて、まだ知られていないことは山のようにある。米アトランタとロンドンにある感染症の専門機関でさえ、基本的な疑問に答えることができないでいる。例えばある時点で、いったい何人の患者が出ているのか？　症状がほとんど、あるいは全く出ない感染者が存在する可能性もあり、把握は非常に難しい。さらに、人がどのように感染するかさえ、解明されているわけではないのだ。

一部の専門家は、病気の鳥の排泄物が混入した粉じんを吸い込むなどの感染経路を有力視している。しかし、鳥や排泄物とどれだけ濃厚に、どれほどの時間接触すれば感染することになるのか？　長年にわたる研究、最新の監視システムと機器をもってしても、こういった基本的な問題さえ解明できていないのだ。「その答えもわからないまま病気と取り組むのは、片腕を背中で縛られた状態で闘うようなものだ」と研究者の1人は嘆く。

耐性ウイルス

現在、鳥インフルエンザはアジア、ヨーロッパ、アフリカで少数の感染者を出しているが、有効なワクチンはない。これらのケースが鳥から人への感染である限り、誰も大量のワクチンを製造しようとはしないのだ。パンデミック対策ワクチンは、人から人へ感染するインフルエンザウイルスが発生した場合にのみ生産される。いったんそうなれば、数百万の人々が感染するのは時間の問題なので、ワクチンの製造は一刻を争うことになる。

残念ながら、アジアに感染症患者や死者をもたらしたH5N1亜型ウイルスは、今日いちばん有効と言われる2種類のインフルエンザ治療薬、M2阻害薬アマンタジンとリマンタジンが効かない。M2阻害薬は、ウイルスのゲノムが放出されるのを阻害し、増殖を止める働きをする。別の抗ウイルス薬オセルタミビル（商品名タミフル）とザナミビル（同リレンザ）はH5N1亜型にも恐らく効くだろうが、感染者がどういった症状を示すかがわからないうちは、楽観はできない。ウイルスもまた変異を繰り返して対抗してくるので、どの抗ウイルス薬もその効力には限界がある。

オセルタミビルとザナミビルはノイラミニダーゼ阻害薬（ウイルスが宿主細胞から放出されるのを抑制する）だが、その効果は、インフルエンザが発症してから48時間以内に投与されるかどうかにかかっている。投薬で鳥インフルエンザが治るという臨床データや確かな証拠はなく、効くといっても症状を緩和し、治癒のチャンスを増す程度だろう。

もう一つの問題は、いざという時にこれらの薬品が大量生産できないということだ。また製薬は高くつくので、貧しい国には負担が大きい。業界の事情通によると、「オセルタミビルの製造能力は最近4倍になったばかりだが、現在のペースでは、世界人口の20パーセントを治療できる量を生産するのに10年はかかる」という。

多数の患者に抗ウイルス薬を長い間投与し続けると、やがてウイルスが薬品に対して耐性を持ち始める。長期的なインフルエンザ対策として、医師や科学者が薬品ではなくワクチンを推奨するのはこのためだ。抗ウイルス薬の正しい使い方は、流行の初期段階に医療従事者と流行の中心地に投入し、ウイルスの拡大を防ぐ一方、ワクチンを大量生産する時間を稼ぐというものだ。少なくともそれがＷＨＯの推奨するやり方なのだが、ＷＨＯの計画にならうよう各国の政府を説得できるかどうかは、また別の問題である。

タミフルは、鳥インフルエンザの最悪の症状への効果が期待されており、欧米諸国ではすでに備蓄を行っている。ただし、対策の要はあくまでも有効なワクチンの開発である。予防は治療より優れ、安上がりで混乱も少ないからだ。

症例

これまで記録されている鳥インフルエンザの感染例は、ほとんどが極東、特にインドネシア、タイ、ベトナム、中国で発生しているが、トルコほか中近東諸国にも少数の例がある。不思議なことに全く同じ症状は二つとない。慎重な調査の結果、驚くほどさまざまな感染経路が明らかになっている。例えば２００５年ベトナムでは、２人がアヒルの生き血を飲んだ後に発症した。鳥の羽根で遊んでいた子供たちや、汚染された粉じんを吸った養鶏場の従業員が感染したケースもある。

世界で初めて人へ感染した鳥インフルエンザが報告されたのは、1997年の香港だ。農村の広がる新界で、大量のニワトリがインフルエンザにかかって死に、後に住民18人が入院したのである。このうち6人が死亡している。

発端は、高熱、呼吸困難、ひどいせきなど典型的なインフルエンザの症状で病院に運び込まれた、3歳の男の子だった。直ちに人工呼吸器が取りつけられ、強力な抗生物質が大量に投与された。男の子は数日後に亡くなったが、検死の結果、恐るべき事実が明らかになった。彼は、H5N1亜型ウイルスの初の感染者として記録に名を残すことになったのである。医師を驚愕させたのは、このウイルスが同じ年、数百万羽のニワトリを殺したH5N1とぴったり合致したことだ。ほどなくさらに17人が感染し、このうち5人が死亡した。この割合を世界規模のパンデミックに換算すると、死者はとてつもない数になってしまうだろう。

犠牲者には、少なくとも共通点が一つあった。彼らは地元の巨大な養鶏場や家禽市場に出入りしていたのである。東南アジアでは、多くの市場で家禽を生きたまま扱っている。続く数週間のうちに、世界中の専門家が香港に集まった。次いで予防措置として、100

万羽を超す家禽が処分された。するとウイルスは消え失せたのである。

2003年、H7N7亜型という新たなウイルスが突然オランダに出現した。養鶏場従業員90人が感染したが、このウイルスの死亡率は低く、死亡したのはわずかに1人だった。この感染の発生源は明らかになっていない。またそれ以来、H7N7が人間に感染したという報告もない。

これまでに、鳥インフルエンザが人から人へ感染したと考えられるケースが数例ある。2006年、インドネシアで一つの家族から7人の死者が出た。調べた結果、家族の1人が鳥との接触で感染し、次いで他の家族にうつした可能性が高いことがわかった。だが感染はそれ以上拡大しなかった。一歩間違えば、未曾有のパンデミックの発火点になっていたかもしれない。今回ばかりは幸運だったが、なぜ感染が拡大しなかったのかは誰にもわからない。

これまでの事例によると、ウイルスは人間に感染した後、まれに次の人間に1回だけ連続感染するようだ。人から人への接触感染がそれ以上広がったという事例はまだない。今のところ、ウイルスは人に感染することで力が衰えるものと見られる。

鳥インフルエンザの死亡例が出ているベトナムでは、数人の患者がサイトカイン・ストームを起こし、免疫システムの過剰反応により死亡した。ホーチミン市の熱帯病病院では、ある医師が数枚のレントゲン写真に見入っていた。そこに写っているのは、心配した親類が2日前に連れてきた18歳の少女の肺だ。少女には他の異常は見当たらなかったが、レントゲン写真の肺は、下部が液体でいっぱいになり、機能しなくなっていた。このわずか2日後に撮られたレントゲンでは、同じ肺が上から下まで完全に白いもやで覆われたようになってしまっている。結局、ウイルスによってひどく損傷を受けた肺は酸欠を起こし、少女は窒息または多臓器不全で亡くなった。

この病院の医師は、国際インフルエンザ監視ネットワークとの連絡を欠かさなかったので、どう対処すればいいかよくわかっていた。厳密な手続きに沿って隔離病棟が設けられた。それから数日のうちに、鳥インフルエンザの症状を示す十数人の患者が次々に収容され、できる限りの治療が施された。タミフルを始め、最強の抗ウイルス薬を投与され、酸素マスクが取りつけられた。しかし医師たちの奮闘も空しく、1人の患者も助けることはできなかった。

大方の予想に反し、鳥インフルエンザの感染者のほとんどは年配者ではなく、子供や40歳以下の成人である。10~19歳の患者の呼吸器官の損傷が特にひどく、死亡率がもっとも高い。

2007年までに世界で確認された、人における鳥インフルエンザ発症例は、343件ある。世界規模では取るに足りない数字に思えるかもしれないが、少数にとどまっているのは、このウイルスが人に感染する力を持っているものの、さらに人から人へ容易に感染するほど変異していないからだ。また、遺伝的に鳥インフルエンザウイルスに感染しやすい体質を持つ家系があり、その家族の間で感染群が生じやすいとも言われている。

鳥インフルエンザは間違いなく殺人ウイルスである。しかもその殺人テクニックが連想させるのは、あの恐るべきスペイン風邪だ。患者は初め、季節性インフルエンザに似た症状（高熱、節々の痛み、頭痛、疲労感、食欲不振など）を訴える。病気が進行するにつれ、十分な免疫反応が得られなくなり（または免疫システムが過剰に反応し）、季節性インフルエンザには見られないさまざまな症状が現れる。内出血、肺組織の破壊、そして最後には多臓器不全。現代の医療技術をもってすれば、鳥インフルエンザの患者は昔と比べて、格段に回復のチャンスが大きいと言えるだろうが、それも先進国に限られた話である。アジアやアフリカでは、欧米では当然と思われている医学と科学の介入もないまま、知らず知らずのうちに鳥インフルエンザが広がってしまうかもしれない。

中国南部――感染症の温床

1997年の最初の流行から4年、香港で再び鳥インフルエンザが発生した。生きた鳥を扱う香港の市場で、前回のものとはわずかに異なるH5N1亜型が確認され、家禽の大量処分が始まったのだ。しかしこの時すでに、一部の医師はH5N1亜型ウイルスの出所が、中国本土の南部だと察しをつけていた。感染を止めるために香港でどのような対策を取ろうと、中国の広東省などに鳥インフルエンザの温床が手つかずで放置されている限り、流行が再発するのは時間の問題だ。

広東省では、貧しい農民たちが何千万羽というアヒル、ガチョウ、ニワトリを飼って暮らしている。これらの鳥の大半は広い範囲を気ままに動き回り、互いのテリトリーを行ったり来たりしている。鳥たちは当然ながら、鳥インフルエンザウイルスの自然宿主である野生のカモやガン（またはその糞）と接触する。2003年、中国旅行から帰ったばかりの香港の家族のうち、2人がH5N1亜型ウイルスに感染しているのが見つかった。1人は回復し、1人は亡くなった。

鳥インフルエンザはとにかく感染力が強い。中国のアヒルやガチョウが住む農場や池に野鳥が飛んでくる以上、感染源をコントロールするのは不可能だ。ある中国当局者はいみじくもこう言っている。「空に鍵をかけることはできない」。つまり、H5N1亜型が次から次へと現れ、まず広東省で流行し、あっという間に香港に拡大し、運が悪ければ世界中に広がってしまうという可能性があるわけだ。野鳥と家禽の間で感染と突然変異が繰り返されるうちに、野生の鳥まで発病し始めるという事態も生じる。例えば、中国西部のある自然保護区では、数百万羽のガンや海鳥が死ぬ事件が起きている。

殺処分とコントロール

鳥インフルエンザへの危惧がますます高まる中、香港を始めとするアジア各地では、ニワトリからH5N1亜型ウイルスが検出されるたびに大量処分を行ってきた。この措置は大げさに思えるかもしれないが（1997年のある週末だけで、150万羽のニワトリが処分された）、鳥インフルエンザウイルスが人間にとって致命的な型に変異するのを防ぐには、これ以上の方法はない。汚染地域からのニワトリの出し入れを一切禁止する措置も取られた。この先も、鳥インフルエンザが発生するたびに同じことが行われるはずだ。この手段は確かに有効である。ただ、感染の発生源を断つことはできても、いったん感染が広がってしまえばこれを止めることはできない。

東南アジアのさまざまな地域では、鳥インフルエンザはエイズと同じくらい恐れられ、以前はニワトリやアヒルに食生活を頼っていた人々が、鳥肉に手をつけなくなってしまった。また、殺処分にせよ病死にせよ、数百万羽もの鳥を失うことによる経済的損失も、貧しい人々には重くのしかかる。鳥インフルエンザはさまざまな形で住民に影響を与えているのだ。ベトナムの人々がニワトリやアヒルを食べるのをやめてしまったとき、タイの大規模な鶏肉輸出業界は大打撃を被った。タイの鶏肉に買い手がつかなくなり、事業は行き詰まり、従業員は解雇された。インドネシアでは、食鳥肉関連の仕事の20パーセントが、このために失われたという。

不幸なことに、アジアの貧しい人々にとって、ニワトリやアヒルは理想的なたんぱく源にほかならない。家庭で飼う場合、鳥は自分で勝手にエサをあさるので、飼育コストはかからない。病死にしろ殺処分にしろ、鳥肉が食事から消えてしまうということは、最悪の場合栄養不良につながりかねない。2004年、ベトナムで予防措置として処分されたり鳥インフルエンザで死んだりしたアヒルやガチョウは4000万羽に上る。人間にとっても、莫大なたんぱく源が失われたのだ。

2003年と2004年、香港で大がかりなニワトリ用ワクチンの接種プログラムが実施され、少なくともその年は病気を免れた。しかし、中国本土やベトナムなどでは、家禽の間でH5N1亜型ウイルスへの感染が続いていた。2004年を通して、生きた家禽の市場は消毒のためひと月に2回ずつ閉鎖され、検査官のチームが市場と農村に油断なく監視の目を注いでいた。だが、生きた鳥が大量に動かされ、集められることが続く限り、網をすり抜けたたった1羽の病鳥が、いつ100万羽に感染させてしまわないとも限らない。

これではまるでいたちごっこだ。香港から鳥インフルエンザを締め出しても、ベトナム、韓国、タイその他の国には何の効果もない。この問題について国際協定を取り決めようにも、協定をまとめるのも維持するのも難しいのが現状である。

ベトナムや周辺の国々の政府関係者は、次の鳥インフルエンザの発生を止める手立てはほとんどないと考えている。ある関係者によると、「鳥インフルエンザは、長年行われてきた農業のやり方から生まれたもので、政府にはそのやり方を変えていく意思があるが、人々にその余裕はない。その結果、次の鳥インフルエンザで何百万羽という家禽が犠牲になるのは、時間の問題だ」。

ベトナムと比べ、タイはこの問題への取り組みに一歩先んじている。例えば農民は、自分の所有する鳥に感染の兆しがあれば報告するよう奨励され、補償金も出る。アヒルを国内移動させる許可を得るには、H5N1の検査が必要だ。100万人近い村人を動員し、ニワトリなどの家禽にインフルエンザの兆候が出ていないかどうかを監視する運動も行われている。こうした対策が実り、鳥インフルエンザはわずかに2、3の県に残るばかりとなった。

だがこの成果も、ほんの一時しのぎでしかないだろう。長い国境線を挟んで隣接するカンボジア、ラオスでは何の対策も取られず、流行も頻発している。辺境の村々で飼われているニワトリが、国境をはさんで病気をうつし合うことはないにしても、越境して売買されるのでは何にもならない。伝染病を蔓延させるには、病気のニワトリがたった1羽いれば十分なのだ。

鳥インフルエンザウイルスとヒトインフルエンザウイルスが交雑し、爆発的な感染が起きるのは、このように人里離れ、どの監視ステーションからも遠い農村なのである。もしも条件にあったウイルスが発生すれば、最初の感染者からたちまち家族へ、次いで村人に伝染していくだろう。次々に途中の村を襲いながら、やがて町や都市へと広がっていく。ほどなく、数十人、いや数百人という人々が、数知れない人々の命を危険にさらすウイルスに感染していることも知らず、飛行機でアジアから飛び立っていく。少し大げさに思えるかもしれないが、1970年代には、まさにこうしてエイズが広がったことを思い出してみるとよい。アフリカからこの病気を瞬く間にアメリカやヨーロッパへ広げたのは、ほんの2、3人のエイズ患者だったのではないだろうか。後は誰もが知っての通りだ。

最新の研究

なぜかはわからないが、鳥インフルエンザに感染しながら完全に回復した者ももちろんいる。ウイルスと接触しながら、発病を免れている人もいるかもしれない。スペイン風邪の時にも、似たようなことはあった。理由はわからないが、鳥インフルエンザに人一倍影響を受けやすい者もいれば、（この病気に対して歴史的免疫を持っているわけでもないのに）比較的速やかに回復する者もいる。その違いには、遺伝的な要素がかかわっているのではないかと考えられており、こうした遺伝学的研究に情熱を傾けている科学者もいる。ただし、この分野は非常に複雑なので、研究の進展にはおのずと時間がかかる。

すでに述べた通り、心配の種となっているのは、鳥インフルエンザウイルスが人から人へ素早くうつる型に突然変異を起こすことだ。が、悪夢のシナリオはそれだけではない。感染しやすい人の体内、あるいは豚など人の病気にかかりやすい動物の体内で、鳥インフルエンザウイルスが人のウイルスと交雑（または遺伝子再集合）してしまうことも憂慮されている。

科学者たちはこれが現実に起きるのを待たず、万全の安全対策を備えた実験室でこの〝怪物〟を作り出し、ウイルスの動きに先んじようとしている。アメリカ、イギリス、オランダでは、ヒトインフルエンザウイルスと鳥インフルエンザウイルスの遺伝子を人為的に混合する実験が行われている。交雑によって発生したウイルスが、果たしてヒトインフルエンザの驚異的感染力と、鳥インフルエンザの驚異的殺傷力とをあわせ持つことになるかどうかを確かめるためだ。次いで、これを無力化する抗ウイルス薬を見つけ、そのウイルスが自然発生して人類を脅かす事態に備えるのだという。

鳥インフルエンザとヒトインフルエンザ両者のウイルスをかけ合わせたパンデミック・ウイルスを作り出すことで、未来の危機を先取りしようというわけだが、有能な科学者なら誰でも知っている通り、インフルエンザは一筋縄ではいかない。ある株の分離に成功したとしても、たちまち別の株に変異したり、消滅したりする。そして、全く予想もしていなかった時や場所にひょいと現れるのである。

今のところ、この〝フランケンシュタインの怪物〟を研究室で作り出すのが、人類を待ち受ける事態を予測するにはもっとも確実な方法だ。そんなふうに遺伝子が混じり合うことなど自然界ではありえないかもしれない。だが、多少なりともインフルエンザウイルスがどんなものかを知っていれば、そのような楽観主義を認めることはできないはずだ。むしろ、鳥インフルエンザウイルスとヒトインフルエンザウイルスはいずれ必ず混じり合い、かつてない威力を持つウイルスになると考えるほうがよほど現実的である。

次章で詳しく見ていくように、有効なワクチンの製造には難題が山のようにある。中でも大きな問題は、現在ワクチンの培養に使われている有精卵が、鳥インフルエンザのワクチン製造には向いていないということだ。ウイルスが卵を殺してしまうからである。現存するウイルス疾患の中でも特に感染力が強いインフルエンザが相手だけに、作業に要求される安全対策も並大抵の規模ではすまない。

科学者たちが着目しているのは、卵の代わりに最先端の遺伝子工学を使う技術だ。H5N1亜型ウイルスを分離し、その遺伝子構造を変えて不活性化するのである。いったん無力化されたウイルスは、接種されても害にはならないが、理論的には免疫システムを発動させるので、免疫をつけることができるというわけだ。

遺伝子工学ワクチンのもう一つの大きなメリットは、卵で培養するという面倒な手間が省けるので、従来のワクチンに比べて製造に時間がかからないという点だ。理論上は、数千万回分のワクチンがほんの数週間で生産できるという。そのため、大金をかけて備蓄しておく必要もない。H5N1（または他のインフルエンザウイルス）の特定の株が、予測されるパンデミックの原因として認識された時に、その株の遺伝子情報に応じて作ればいい。

インフルエンザウイルスには、時間とともに（時にはパンデミックの進行中にさえ）突然変異して、ワクチンが効かなくなるという問題がつきまとう。それでもやはり、遺伝子工学ワクチンは、現在人類に与えられた最大の希望なのだ。

さらに事情を複雑にしているのは、人類を脅かす鳥インフルエンザウイルスが、H5N1だけではないかもしれないということだ。人に感染する恐れのある鳥インフルエンザウイルスは、他にも数種類が確認されている。今のところこれらのウイルスに関しては、たとえ感染はしても、H5N1ほど危険ではないと考えられている。しかし、とかくインフルエンザというのは油断がならず、ある時には真実だったことが、次にはもう通用しなくなってしまう。インフルエンザを相手にするうえでただ一つ確かなことは、「確かなことなど何もない」ということだ。H5N1でもその他のウイルスでも、予測はもちろん、明らかな事実でさえ、絶対とは言えないのである。

行動計画

鳥インフルエンザのパンデミックが発生した場合、最優先事項は、病原体であるウイルス株を分離してその正体を確かめること、そしてしかるべきワクチンの生産を始めることである。しかし欧米や(予算が許せば)アジアなどでは、さらに取るべき措置がある。

コミュニティー戦略を実行すれば、科学者や研究者が抗ウイルス薬を確保し、ワクチンを生産するための時間が稼げる。コミュニティー戦略とは、学校、バーやクラブ、劇場、映画館、教会その他、人々の集まる場所を閉鎖するという常識的な手段や、すべての感染者を厳重に隔離するといった措置だ。

アメリカのシアトルをモデルにしたコンピューター・シミュレーションによると、感染をうまくコントロールできた場合でさえ、鳥インフルエンザの流行は幾何《きか》級数的に拡大していくという。コンピューターの計算では、1日目：症例ゼロ、28日目：31人、86日目にピークを迎え、最大9万人が感染するという予想になる。パンデミックはそこから急速に終息に向かい、182日目で消滅する。

高い致死性を持つ鳥インフルエンザの流行が起き、この予想通りに拡大すれば、何万人という死者が出るだろう。世界規模では、網の目をすり抜けた殺人ウイルスによって、数千万人が犠牲になることも考えられる。こんなことを言っても何の慰めにもならないだろうが、人類の歴史と進化という大きなスパンで見れば、破壊的な伝染病の到来も、あらゆる生物が経験してきた昔の大規模な自然災害と変わりはない。鳥インフルエンザの被害も恐竜の絶滅と比べれば大したことではない。ヨーロッパの人口の少なくとも3分の1が失われたと言われる中世のペストほどの被害を出すこともないだろう。

鳥インフルエンザ・パンデミックに関する憶測は、まさに憶測以外の何ものでもない。人から人に感染する凶暴な新型鳥インフルエンザが、その破壊力ゆえに、予想もつかない理由でたちまち消え去ってしまうことになるかもしれない。エボラウイルスは感染者のおよそ80パーセントを死に至らしめると言われているが、鳥インフルエンザのパンデミックがそこまでひどくなろうと考える者は少ない。中国を始めとするアジア諸国やトルコなど、これまでに鳥インフルエンザが人に感染している地域を見ても、家族や村中が全滅するとは思えない。人類が鳥インフルエンザに襲われ、大きな痛手を被ったとしても、生き延びる者は大勢いるだろう。膨大な遺伝的変異の積み重ねによって、他の人よりもウイルスの影響を受けにくい者が必ず存在するようにできているからだ。しかし生き延びた人々は、想像を絶する世界を目の当たりにすることだろう。そこは、コミュニケーション、経済、ビジネスライフが大混乱を来した世界になっているに違いない。

鳥インフルエンザのパンデミックを生き延びた者は、将来の世代に免疫を受け渡していくことになる。世界がどれほど大きな打撃を受けようと、人類はやがてパンデミック前の状態をゆっくりと取り戻していく。地球という惑星が、自己調整機能を持つ生命体だとする「ガイア説」を信じるならば、人類をごっそり減らすパンデミックは、地球の側からすれば自然の成り行きだと言えるかもしれない。

オーストラリアで競走馬やその調教師を死なせたオオコウモリは、ホモ・サピエンスが増えすぎた世界を矯正しようとする進化のシナリオの中で、与えられた役割をこなしただけなのかもしれない。人類は世界の隅々にまで進出し、他の生物や、そこに潜む病気までも追い立てることで、自分自身の未来を危険にさらしている。その危険から目をそらすつもりならば、それなりの覚悟が必要だ。

第9章　治療法を求めて

先端技術や科学が驚異的な進歩を遂げた今日でさえ、われわれの手に負えないのがインフルエンザウイルスである。ウイルスの性質は侮りがたく、突破口が開けたと思ったのもつかの間、すぐにまた突然変異によって出し抜かれてしまう。21世紀に何よりも心配されるのは、鳥インフルエンザが種の壁を乗り越え、スペイン風邪レベルのパンデミックを引き起こすことだ。決定的な治療法は、伝説の秘宝のようにいまだ手の届かないところにある。しかし、パンデミックを未然に防ぐためにできること、将来の大流行に備えるためにできることならたくさんある。

感染症は人災か?

人類にとって危険な感染症の多くは、現代文明の副産物だと言っていい。エイズ、エボラ出血熱、鳥インフルエンザや1918年のスペイン風邪などは、確かにそうだ。インフルエンザの治療法（または、感染を予防する確実な方法）を探るうえで、これらの感染症が発生するメカニズムを理解しておくべきだろう。アメリカ、メリーランド州にある国立アレルギー・感染症研究所のアンソニー・S・フォーシ所長によれば、問題はつまりこういうことだ。

世界の主な死因のうち、感染症は第2位に挙げられている。世界保健機関によれば、2002年に起きた約5700万の死亡事例のうち、4分の1以上が感染症によるものだ。さらに数百万人が、感染症の副作用により死亡している。50歳以下の人々については、感染症は第一の死因であり、健康な人が命を落とす原因の3分の1を占める。人が罹患する新興感染症のおよそ75パーセントが人獣共通感染症、つまり他の動物に感染する微生物が原因である。ほとんどの微生物は、自然宿主が病気を発症しないよう、均衡を保つ方向へ進化する。ところが、微生物の生息環境、人口動態や人間の行動に大きな影響を及ぼす経済開発や土地利用、海外旅行や多国間貿易によって、微生物と宿主のバランスは崩れてしまう。こうした変化が、新興感染症の発生を促すことになる。

人口が爆発的に増加し、世界が狭くなると、人類は熱帯雨林などの奥地に進出し、新たなウイルスに襲われるようになる。エイズはほぼ間違いなく、アフリカの国々でチンパンジーなどの霊長類を食糧として狩っていた人々から発生したものだ。エイズウイルスは、傷ついた猿が狩人を咬むか引っかくかした時に、霊長類から人類へと種の壁を飛び越えたのだろう。エボラウイルスについても、ほとんど同じことが起きたのではないだろうか。フォーシ所長の言葉を借りれば、「熱帯雨林のような環境に人間が侵入することで、人は本来出会うことのなかったはずのウイルスや病原菌にさらされることになる」。

第1次世界大戦中には、人々が大挙して移動したために、スペイン風邪が蔓延してしまった。今日も、人々はますます大移動を続けている。新しい致死性のウイルスや、突然変異で毒性を増したインフルエンザウイルスにとっては、感染を広げる絶好の機会である。過去数十年にわたり、世界中の都市には、何百万という地方出身者が職を求めて国内外から集まってきた。仕事にせよ、旅行にせよ、今の人々はとにかく動き回る。世界の大都市の抱える貧困、ますます乱れる性行動も、問題を悪化させる原因になっている。

今ではわずかに残るばかりとなった前人未到の秘境へさえ人間は進出し、野生動物を追いつめていった。そのため、これまでめったに出会うことのなかった生物が、いまやわれわれと隣り合わせに暮らしている。このような状況の中、マレーシアでニパウイルス感染症が発生した。感染はどうやら、飼われている豚がコウモリの糞に接触して起きたらしい。コウモリは人里離れた森の奥に住んでいたが、伐採によって生息地を奪われたため、たまたま近くに豚のいる果樹園に移り住んだのである。ウイルスは豚に感染した後、豚の飼い主にうつった。一方イギリスでは、牛に別の牛の肉骨粉を与え、草食動物を事実上肉食動物にしてしまったために、牛海綿状脳症（ＢＳＥ）や「狂牛病」（さらにその人間版、クロイツフェルト・ヤコブ病）を発生させてしまっている。

新型インフルエンザを始め、病気というものは、われわれ人間の生き方によって生み出される。何もないところから生まれてくるわけではない。

治療より予防

デビッド・モレンズとアンソニー・S・フォーシ両博士は、報告書の中でこう述べている。

予防のための知識、優れたインフルエンザ監視システム、熟練したスタッフの増員、最新のインフルエンザと肺炎球菌ワクチンの接種を毎年行う予防プログラム、そして国家、国際レベルでの予防基盤が整ったおかげで、２００７年現在、公衆衛生は見違えるほど改善された。

彼らは同時に、これらの項目のほとんどが、世界の貧しい地域には当てはまらないことも指摘している。貧しい国々では、病気の抑制は医療サービスや医薬品が得られるかどうかにかかっているのだ。しかし両博士は、予防こそが鍵だと考えている。計画と監視態勢を改善し、何よりも大量のワクチンの生産をいつでも始められる準備を整えておくため、力を注ぐ必要があるというのだ。

治療より予防が肝心という考え方は、何よりも優れた国際戦略として広く認められている。WHOのヒトインフルエンザの監視の方針も、この考えに基づくものだ。WHOは1年を日付で分割し、世界中から送られてくるインフルエンザのデータを元に調査、分析を行っている。

詳細な報告は1年を通して記録されており、世界の危機をいち早く察知しようとする緊迫感をうかがわせる。鳥インフルエンザが恐怖の的である一方、毎年多数の死者を出すという意味では、本当はヒトインフルエンザのほうがずっと厄介な相手なのだ。

WHOの国際インフルエンザ監視ネットワークは1952年に設立された。パンデミックを起こす可能性のある新型インフルエンザウイルスを検知し、世界に警報を発する役割を担っている。WHOはさらに、世界に4カ所の協力センターと、89カ国内に118カ所の各国インフルエンザセンター（NIC）を設けている。これだけの活動規模からも、インフルエンザウイルスの脅威が大変真剣に受け止められていることがわかるだろう。

NICでは常時、自国内で発生しているインフルエンザの性質と経過をモニターしている。検体を採取し、ウイルスが分離されると、より高度な検査が行われる4カ所の協力センターへデータを送り続ける。協力センターの検査結果をもとに、その年、世界で作られるインフルエンザワクチンに、どの株を用いるかが決定される。流行中のウイルスが変異するため、ワクチンも毎年新たに作られるのだ。

インフルエンザ・パンデミックに対処するには、膨大なロジスティックス（物流管理）計画が必要だが、その計画策定にはあらゆる種類の実際的、金銭的、道義的問題が持ち上がってくる。貧しい国々の資源は、富裕国に比べておのずと限られている。そういう場合に人道的に解決するにはどうすればいいのか？　欧米諸国でも、一般住民同様、計画する側の人間にも感染の危険が及ぶとしたら、どのような戦略が現実的なのか？　抗ウイルス薬は、どのように配布されるべきか？　数に限りのある薬品の優先順位は？

世界中の政府や地方自治体には、起きるかどうかもわからない事態を阻止するために、巨額の資金を投じなければならないというジレンマがつきまとう。アメリカ政府の文書にはこんな記述がある。

近く発生するとは限らない問題（すなわち、インフルエンザ・パンデミック）に対応するため、洗練された通信システムを開発する必要に迫られた場合、国や地方自治体は、その正当化にかなり苦慮することが予想される。したがって、このようなシステムの必要性を政策立案者や議会に理解させるためには、より一般的なアプローチを用いるべきである。例えば、化学テロ、バイオテロ対策といった……。

鳥インフルエンザに限らないが、将来のパンデミックへの対応策を検討するには、科学的判断だけでなく、価値判断も重要だ。ある成果を達成しようとする場合、資源に限りがある以上、どうしても勝者と敗者が出てくる。すべての人を助けることができなければ、人の苦しみや死を単位にコストが計算されることになろう。それは、科学的な判断にも影響を与える重要な要素となる。もっとも、これは本書の枠を超える問題ではあるが。

現場の医師は現在のところ、主にワクチン接種を利用して新型ウイルスに対処すべきだと考えている。しかしワクチンは（現在の技術では）、パンデミックが始まってからでなければ製造できないので、備蓄は不可能だ。一国の国民に行き渡るだけのワクチンが生産できたとしても、前述のように優先順位をどうするかという問題が出てくる。抗ウイルス薬は少なくとも備蓄可能だが、やはりどのグループが優先されるべきかを考えなければならない。女性と子供が先か、あるいは医療従事者か？　高齢者か、幼児か？　抗ウイルス薬は、何らかの理由でワクチン接種のできない人にとっては救いになるだろうが、必要な量と供給できる量には大きな開きがある。

国民の間で、あらかじめ優先グループを決めておくというのが妥当かもしれない。この決定は、道義的にも、科学的にも影響が大きいからだ。

ワクチンを求めて

WHOがパンデミック対応計画を立てる一方、科学者たちは舞台裏で鳥インフルエンザウイルス感染者の研究を続けている。遺伝子構造の解析は、もちろん他のすべてのインフルエンザウイルスについても行われている。1918年のスペイン風邪のウイルスさえ、復元に成功している。

ワクチン開発は日進月歩である。これまでに開発された鳥インフルエンザワクチンも効果がないわけではないが、高用量で使わなければ十分な免疫反応を引き出さない。ワクチンは、弱めたり不活性化したりした病原体を利用するもので、宿主に害を及ぼすことなく免疫反応を誘発する仕組みだ。本物の病原体の攻撃を受けた時、予備刺激を受けている免疫システムは素早く反応し、発病を食い止めることができる。突然変異しないウイルスには効果が高いのだが、患者がいったん感染してしまうとほとんど効き目はない。また、インフルエンザのように相手が素早く変異してしまっても、自動的に更新されるわけではない。だからこそ、インフルエンザワクチンは毎年新たに作られるのだ。

インフルエンザ治療の研究で、最近になってたいへん興味深い展開があった。風邪のウイルスが、パンデミックを引き起こすインフルエンザウイルス株に対して、何らかの予防効果を持つらしいことがわかったのだ。マウスやニワトリを使った実験では、アデノウイルスを用いたDNAワクチンが、数種のH5N1亜型に対し効果を示した。実験を行ったアメリカのチームは、アデノウイルスを不活性化し複製機能をなくしたものを、H5N1の表面たんぱく質ヘマグルチニン（HA）の遺伝子の「運び屋《ベクター》」として使ったのである。その結果、高い免疫反応を誘発することができたという。科学者がワクチン開発に使ったHAは、2005年ベトナムで死者を出したH5N1亜型と、1997年香港で鳥から人に感染したH5N1亜型からそれぞれ採取したものだ。

どちらのケースでも、ワクチンはHAのもとになったH5N1亜型ウイルスから、マウスとニワトリを守ったことになる。この実験での最大の発見は、2種類のワクチンが、互いにもう一つの株に対しても働いたということだ。これは不活性化したウイルスを用いる従来のワクチンではありえない。標準的なワクチンはインフルエンザウイルスに対する抗体を作るが、細胞性免疫（T細胞が抗原を認識し、ウイルスを攻撃する）は誘発しないためと思われる。アデノウイルスベクターを用いたHAワクチンでは、どちらの反応も引き出した。

この実験結果が示すのは、ある年のインフルエンザウイルスに対して細胞性免疫を誘発するワクチンは、翌年その株が多少変異しても、まだ効果を発揮するかもしれないということだ。つまり、毎年新しいワクチンを作る必要が軽減され、備蓄も可能になるかもしれないのである。

一方イギリスの科学者たちは、すべてのインフルエンザウイルスに対し、生涯防御を約束するワクチンの開発を目指している。従来のワクチンは、ウイルスの表面にある2種類のたんぱく質に合わせて作られるが、それらは常に変異するため、新たな株に対し事前にワクチンを準備することができない。では、すべてのインフルエンザウイルスに共通する他のたんぱく質に基づいてワクチンを作ればどうだろう。

万能インフルエンザワクチンは研究者にとって究極の目標であり、それを必死に探し求めているのはもちろんイギリスの科学者だけではない。すべてのインフルエンザウイルスに通用するワクチンを最初に開発し、市場に流通させた製薬会社は、無尽蔵の富を手に入れることになるだろう。

現代医療の申し子——抗ウイルス薬

イギリスでは、ワクチンが(特に高齢者に対して)広く使われているにもかかわらず、毎年推計1万2000人が季節性インフルエンザで命を落としている。ワクチンはどちらにせよ大して効かないという医者もいる。1961年に新しいワクチンを開発したオーストラリアの科学者で、インフルエンザの世界的権威であるグレーム・レイバー博士でさえその1人だ。2007年12月、彼は実際に、ワクチンでは新型インフルエンザから世界を守ることはできないと語っている。また、ワクチンの効果がさして期待できない以上、処方薬であるタミフルなどの抗ウイルス薬を、薬局でも自由に買えるようにするべきだと主張する。これについては、数少ない有効な薬の乱用につながるという反対意見がある。乱用によって、薬の効力が落ちることになりかねないからだ。

タミフルは、ヒトインフルエンザ、鳥インフルエンザの両方に効く優れた薬品で、ウイルスの持つたんぱく質、ノイラミニダーゼを阻害する特質を持つ。各国の政府はタミフルを備蓄しているが、高価なうえ開発に何年も要したこともあり、国によっては販売の自由化に難色を示している。服用し過ぎると薬の効果が薄れるとあってはなおさらだ。タミフルの製造工程は恐ろしく複雑で、中国原産の植物の果実、八角から抽出した天然化合物のシキミ酸から10段階ほどの合成を経て作られる。世界各地で鳥インフルエンザへの恐怖がエスカレートしたあまり、インターネットには偽タミフルの市場まで出現した。今はインターネットでどんな薬も手に入る世の中だが、偽タミフルのオンライン取引はまるで野放し状態になっており、当局にとっても頭の痛い問題だ。

1960年代に初めて登場した抗ウイルス薬は、最後にして最大の病原体であるウイルスに対抗する〝新たな抗生物質〟として絶賛された。期待通りの効果はなかなか上がらなかったものの、有用なことは確かであり、医科学に価値のある研究分野を開くきっかけにもなった。次の大躍進は1980年代、遺伝子配列の研究によって、インフルエンザウイルスの構造と機能がより正確に理解されるようになったことだ。ウイルスの化学的組成が判明すれば、標的を定めて抗ウイルス薬を作れるようになる。タミフルはそのようにして誕生した。

ワクチンが、生体細胞に侵入する前のウイルスに作用するのと違い、抗ウイルス薬は、理論上はウイルスのライフサイクルのどの段階にも対応するように作ることができる。ただし抗ウイルス薬のそもそもの働きは、ウイルスたんぱく質に狙いを定めてこれを阻害し、ウイルスを無力化することにある。標的となるたんぱく質は人体に存在するたんぱく質とは全く異質のものなので、副作用の起きる可能性は低い。目標はさらに、いろいろな株のウイルスに共通するたんぱく質をターゲットにすることで、できるだけ広い範囲の感染をカバーし、たとえウイルスが突然変異してもしばらくは効力を失わない薬を開発することだ。抗ウイルス薬は、分子レベルで正確無比の狙い撃ちができるよう、とてつもなく複雑なコンピュータ・プログラムによってデザインされている。

今は小さな脅威だが……

鳥インフルエンザが人に感染するケースは少ないと言われている。ヒトインフルエンザは、人間の鼻とのどの細胞表面にある糖たんぱく質と結合できるが、鳥インフルエンザはこの糖分子とぴったり合わないため、取りつくことができない。

しかし、人体の肺胞の細胞にある糖分子は、鳥インフルエンザウイルスにぴたりとマッチする。したがって、ウイルスが体内の奥深くまで侵入すれば、感染してしまう可能性がある。一方、ヒトインフルエンザウイルスは、鼻腔と、のどの細胞に到達するだけで、かなりの確率で感染する。この違いは非常に大きい。

鳥インフルエンザのパンデミックは、ウイルスが人の鼻やのどにある糖たんぱく質と結合することができる形へ変異した時に現実となる。肺の奥深くの細胞としか結合できないうちは、ウイルスがそこまでたどり着く前に退治されてしまう確率のほうが高い。これまでニワトリなど家禽と密接な生活をしていた人だけが感染しているのはこのためだ。

将来大変なことになる?

鳥インフルエンザウイルスが、糖たんぱく質の違いを乗り越えて人体に感染するとしたら、それは抗原不連続変異が起きた時だ。

A型インフルエンザウイルスの8本の遺伝子は、他の生物由来のA型ウイルスと混ざり合い、新たなA型ウイルスを生み出すことがある。これが特に起きやすいのが豚だ。例えば豚が、人と鳥のA型インフルエンザに同時に感染したとする。すると豚の細胞内で遺伝情報が置き換わり(遺伝子再集合)、その結果、ヒトインフルエンザウイルスの遺伝子に、鳥インフルエンザウイルスのヘマグルチニンやノイラミニダーゼをあわせ持つウイルスが出現することになる。抗原不連続変異によって生じたこの新型ウイルスは、ひょっとすると、人間の鼻と、のどの細胞に取りついて感染できるタイプかもしれない(しかも新型ウイルスであるため、人間はほとんど免疫を持っていない)。そうなったら、本当に効き目のあるワクチンが開発されない限り、スペイン風邪のような未曾有の破壊と混乱を巻き起こす恐れがある。

有効なワクチンを見つけるのはただでさえ難しいが、ウイルスの遺伝子再集合が人体でも起こるようになれば、ことはいっそう面倒になる。A型インフルエンザに感染した人が、前記のような経路で鳥インフルエンザウイルスにも冒されてしまった場合、遺伝子再集合によって人から人へとうつるウイルスが誕生してしまうことにもなりかねない。

そういった危険が隠れているからこそ、（今のところ少数だが）鳥インフルエンザの感染者に科学的な関心が集まるのである。患者から鳥インフルエンザとヒトインフルエンザの特徴をあわせ持つ新型ウイルスが検出されれば、少なくとも問題を早期に見きわめ、先手を打つことができるかもしれない。

本書の執筆の時点では、鳥インフルエンザの感染者は世界で343人に上り、うち212人が亡くなっている（編集注・WHOによると2009年12月11日現在の感染者は世界で445人、このうち263人が死亡）。この比率を世界の人口に置き換えると、死者は途方もない数字になってしまう。そう、まさに1918年のスペイン風邪のように。

補章　新型コロナウイルスに立ち向かう

塚﨑朝子

「第二次世界大戦以降例のない難局だ。多くの人が命を落とし経済は荒廃している」――2020年4月、国際連合のアントニオ・グテーレス事務総長（NHKのインタビューに答えて）――

2020年の年明けから広がった新型コロナウイルス感染症により、世界は戦後最大の危機に直面している。

ウイルスは目に見えない難敵である。人類と今回の新型ウイルスとの闘いは、持久戦の様相を呈してきている。我々が闘っている相手は、一体どのようなウイルスで、この難局をいかにすれば乗り越えることができるのだろうか。

闘うべき敵の姿は早々に捉えられていた

ウイルスの発生源となったのは、中国と見られている。

第一報が報じられたのは２０１９年12月31日、内陸部の湖北省の工業都市、武漢において27人が感染源不明のウイルス性肺炎を発症したことを中国メディアが伝えた。この日、世界保健機関（ＷＨＯ）中国事務所にも、中国政府から肺炎の症例報告が入った。

年が改まって1月5日、武漢当局の発表として、発症者が59人になったことが報じられた。いずれも12月12～29日に発症したことと共に、２００３年に流行した重症急性呼吸器症候群（ＳＡＲＳ）や中東呼吸器症候群（ＭＥＲＳ）の可能性が排除されたこと、ヒトからヒトへの感染が確認されていないことが強調されていた。

ＳＡＲＳもＭＥＲＳも当初は新型肺炎と呼ばれていたが、程なくして、発熱や咳などの風邪症状を起こすコロナウイルスが原因であることが判明している。2種類の新型コロナウイルスは、いずれもヒトで肺炎を主とする重篤な感染症を引き起こし、致死率はＳＡＲＳが約10％、ＭＥＲＳは30％以上と高い。ＳＡＲＳは、中国本土や香港など東アジアを中心に８０００人以上が発症し、２００３年8月までに９１６人が亡くなった。一方のＭＥＲＳは、19年11月までに８５８人の死者を出している。いずれも流行が拡大したのは、ヒトからヒトへと感染が広まったためだ。しかし、2002年11月に出現したSARSは、そうした感染連鎖をすべて断ち切ることができ、02年11月の出現からわずか8カ月後の13年7月、WHOはグローバルな封じ込めに成功したことを宣言している。

2019年末に武漢で見つかった肺炎の病原体も、また新型のコロナウイルスであったことが、2020年1月7日に中国の研究者により発表された。全ゲノム解析などによる遺伝子配列も12日に公開され、2002年のSARSコロナウイルスと75～80%の相同性が認められたこともあり、学術名は「SARS-CoV-2」と命名された。また、WHOにより、この新型コロナウイルス感染症の病名は、「COVID-19」と命名されている。闘うべき敵の姿は早々に捉えられていたのだ。

しかし、封じ込め可能だったSARSコロナウイルスと近縁でも、このウイルスは疫学的には大きく異なっており、その後も国境を越えて感染が広がり続けた。世界の感染者は瞬く間に10万人を突破し、3月11日にWHOは「パンデミック（世界的な大流行）」を宣言した。パンデミックという表現を用いるのは、2009年の新型インフルエンザ以来のことだ。なおも感染は止まらず、4月半ばには世界の感染者は200万人を突破し、死者は13万人を超えた。

新型コロナウイルスは、ヒトに感染するコロナウイルスとしては7種類目となる。

コロナウイルスは、直径が80～160ナノ・メートル（ナノは10億分の1）の球形で、表面に王冠のように見える突起（スパイク）があるのが特徴だ。これが太陽のコロナ（外層大気の最も外側の希薄なガス層）のように見えることが、命名の由来となっている。この突起が、動物の細胞表面の受容体と呼ばれるタンパク質に結合することにより、ウイルスは細胞内へと侵入していく。

実は4種類のコロナウイルスは、風邪症候群（上気道の炎症）を引き起こすウイルスとして知られ、ウイルスを原因とする風邪では10～15％の原因となり、ライノウイルス（30～40％）に次いで割合が高い。そしてこれら4種類に加えて、前述の通り、2002年にSARS、2012年にはMERSの原因となるコロナウイルスが見つかっている。

もともと、SARSコロナはコウモリ、MERSコロナはラクダに感染するウイルスだが、中間宿主となる動物を介してヒトに感染したとされる。新型コロナウイルスも、ゲノム解析からコウモリのコロナウイルスと85～88％の相同性が認められており、SARSコロナウイルスと同様にコウモリが自然宿主（ウイルスが寄生し共生する動物）と考えられている。

3月26日付で英科学誌『ネイチャー』には、哺乳類であるセンザンコウが、新型コロナウイルスと類似のコロナウイルスを保有していることが判明したと報告された。センザンコウはウロコが漢方薬の原料として珍重され、肉も食用にされる。

2020年1月、中国政府は生きた動物の市場をすべて閉鎖することを命じた。当初、武漢市中心部にある海鮮市場の関係者への感染が目立っており、市場で取り引きされていた生き物が感染源と見られていたからだ。一方で、これがヒトからヒトへの感染の事実を遮蔽することになった。後になって、市場は単なるクラスター（小規模な感染者集団）に過ぎなかったことが指摘されている。

新型コロナウイルスは動物に起源があったとしても、このウイルスを世界中へ運び、広めたのは人である。このことは極めて重要なことである。

さて、感染経路は完全に明らかになったわけではないが、飛沫感染と接触感染の2つが考えられ、今のところ、麻疹（はしか）のような空気感染は否定されている。飛沫感染は、感染者の飛沫（くしゃみ、咳など）と共に放出されたウイルスを、別の人が口や鼻から吸い込むことで感染する。密集・密接・密閉の「三密」を避けることが、予防策として推奨されているのはこのためだ。また、このウイルスは細胞膜が脂質でできていて、界面活性剤（石鹸）やアルコールで容易に破壊されやすく、正しい手洗いが有用である。

ヒト細胞への結合力高い未知のウイルスとの遭遇

正体が早々に明かされながら、新型コロナウイルスがかくも短期間で世界中に広がっていったのはなぜだろうか。

ウイルスへの感染性は、ウイルス側の因子だけでなく、宿主側の因子、そして環境因子（社会因子）の3つの側面で決まってくる。

まず、ウイルス因子で、新型コロナウイルスはヒト細胞への結合力が極めて高い。『ネイチャー』3月12日号には、新型コロナのスパイク（タンパク質）がヒト細胞の受容体であるアンジオテンシン変換酵素2（ACE2）受容体に結合する強さが、SARSコロナウイルスの10倍以上であるとする実験結果が報告されている。

そして、宿主要因とは、宿主の感受性や抵抗力であり、免疫力にも規定される。新型コロナウイルスは、ほとんどの人類が初めて遭遇した、文字通り未知のウイルスであり、多くの人類が免疫を持っていないことが、感染が急速に広まった最大の要因であることは間違いない。

また、日本では〝人生100年時代〟と言われ、超高齢社会を迎えている。先進諸国は医療が行き渡って薬が普及したお蔭で、高齢になっても、多少の病気を抱えながらでも、生き永らえられるようになっている。これは、高齢者に加えて、例えば糖尿病、慢性腎不全など免疫が低下する疾患を抱えている人、つまり免疫学的弱者が増加していることでもある。また、例えば、アレルギーや自己免疫疾患の治療、痛み止めなどを目的とするステロイド薬や免疫抑制薬、抗がん剤などの恩恵にあずかっている人は少なくないが、これらをはじめとして免疫低下作用を持つ薬がいくつもある。

そして、環境要因で最も大きいのが、国境を越えた人の往来の急増である。スペイン風邪が流行していた約100年前はもちろん、SARSが流行した2003年から見ても世界は様変わりしている。

例えば、新型コロナウイルスの発生源となった武漢は、日本と関係が深い都市で、感染者が発覚した当時、東京、大阪、名古屋との間で週に約30便の直行便が往復していた。160社以上の日系企業が進出し、留学生を含めて500人以上が在住していた。

中国の経済力は高まっており、近年は海外に渡航する中国人も増加している。折しも1月25日の春節（旧正月）の直前の出来事で、中国政府は前後の連休で延べ30億人が国内外を移動すると予測していた通り、感染拡大に拍車をかけた。さらに、都市部において感染が拡大しているのは、人口の集中があるからに他ならない。

こうした要因が重なって、新型コロナウイルスへの感染が加速して制御できなくなり、パンデミックが引き起こされたのではないか。そして、SARSを封じ込めた経験が、中国当局、WHO、さらに日本が判断を見誤ることにつながったことも指摘されている。

SARSはインフルエンザとよく似た初期症状で発症するが、ほとんどの人は2週目には肺炎を起こして重症化した。院内感染も多かったが、SARS感染者は典型的でわかりやすい症状を呈していた。また、SARSは、感染後の潜伏期間（2～10日程度）にある人や、感染しても症状のない無症候性感染者が他者に感染させることはなかった。このため発症者を徹底的に見つけ出し、迅速に医療機関に隔離することができた。さらに患者との連鎖から接触者を探り出し、接触者から発症者が出れば、できるだけ早期に隔離する作戦が可能であった。これらが奏功して、終息に至ったのである。

これに対して、新型コロナウイルス感染症もまた、発熱、倦怠感、咳、食欲不振、筋肉痛などの初期症状で始まる。重症化していったん重症の肺炎になった人は、ICU（集中治療室）で人工呼吸器を装着しなければならないほど危険な状態になることがある。ただし、重症化するのは全体の2割程度で、軽症者や無症候性感染者が非常に多いことが特徴だ。一方で、潜伏期間（4～7日間程度）や軽症者・無症候者であっても接触者に感染を広めることが知られている。判明している感染者の背後には、多数の感染者（治った人も含む）がいると見られている。

2020年4月時点で、日本で保険適用が認められている診断法はPCR検査しかない。PCR検査とは、鼻や喉の粘膜から検体を採取して、検体内の遺伝子をPCR（ポリメラーゼ連鎖反応）により増幅させて、目的とするウイルスに特有な遺伝子配列の有無を確認するものだ。高感度でウイルスを検出できるが、専用の機器が必要で、検査結果が出るまでに6時間程度を要する。

広く普及しているインフルエンザの迅速診断キットは、抗原抗体反応を応用したもので、5～15分で特異的にウイルスを検出できる。こうした簡便な方法が実用化されることは、今後の早期治療や予防の鍵になってくるはずだ。

治験開始アビガンへの期待と開発秘話

新型コロナウイルス感染症の重症化率は感染者の約2割程で、多くの人は軽症で済む弱毒性のウイルスである。にもかかわらず、世界中で強く恐れられている最大の理由は、有効性が証明された治療薬がまだないことではないだろうか。

例えば、季節性インフルエンザでは、世界中で年間に約60万人もが命を落とすものの、タミフル（一般名オセルタミビル）などの治療薬があり、薬の存在という心理的な効用は大きい。保険診療が充実している日本ではタミフルは入手しやすく、さらに、リレンザ、イナビル、ラピアクタ、ゾフルーザのように多くの抗インフルエンザ薬が利用でき、諸外国に比べて使用量もかなり多い。

2009年の新型インフルエンザに対してもタミフルは有効性を示し、迅速診断キットとの組み合わせにより早期診断・早期治療を可能とした。新型インフルエンザによる死亡率は日本では圧倒的に低く、人口10万人当たりの致死率は0・16人で、米国に比べて1桁低かったのは、こうしたことも貢献していると見られている。


新型コロナウイルスに対する薬の開発は、世界中で進められている。新薬開発は通常、最低でも5~10年といった年月を要する。しかし、もし既に承認された治療薬の中に効果があるものが見つかれば、最短で数カ月以内に治療に使える可能性がある。このため、日本でも既存の5つの薬について、臨床研究として新型コロナウイルス感染症患者への投与が始まっている。

中でも有望視されているのが、日本発の薬で、富士フイルム富山化学の「アビガン（一般名ファビピラビル）」である。新型コロナウイルス感染症を適応とした承認を目指して3月31日から日本で治験が始まっている。

アビガンは、どのような薬か。開発の経緯を少し詳しく振り返ってみたい。

開発した会社は今でこそ富士フイルムの傘下にあるが、設立当時の社名は富山化学工業（以下、富山化学）と言った。〝薬売り（配置薬）〟で有名な富山県は、300年の歴史を持つ薬どころで、今も約60社の製薬企業がひしめく。1936年に創業された富山化学は、化学薬品の製造・販売を手掛け、合成ペニシリン製剤の開発を始めとして感染症領域に力を入れていた。

1990年代、世界に通用する抗ウイルス薬の創薬に意欲的で、富山大学のウイルス学者である白木公康氏（現・千里金蘭大学副学長）と共同研究を進めることになった。

細菌に対する抗菌薬（抗生物質）に比べると、抗ウイルス薬の開発は格段に難しい。細菌などは自ら細胞分裂して増殖するが、ウイルスは最小限の自己複製能力しか持たず、感染した宿主の細胞に寄生して増えるため、宿主細胞には害を与えず、ウイルスだけを抑える薬を創らなくてはならないからだ。

富山化学は、得意の化学合成技術によって約3万の化合物を次々と創り出し、毎日600ずつ調べていった。細胞とウイルスを入れたシャーレに化合物を加え、細胞が生き残るかどうかを見る古典的な試験を繰り返す中で、インフエンザウイルスの合成を抑える作用を持つ物質が見つかった。その化学構造を一部変化させて、薬として最適化したのが、後のアビガンこと、ファビピラビルである。

動物での実験結果から、インフルエンザ治療薬としての用途が確実視された。しかし、欧米ではインフルエンザに罹患《りかん》しても安静にするだけで薬を使用しないため、海外の提携先が見つからなかった。想定される国内需要だけでは莫大な開発費を賄えず、富山化学の開発は頓挫《とんざ》した。

そこへ光を当てたのは、米国防総省だった。1991年の湾岸戦争で、兵士たちへのバイオテロ対策として、天然痘や炭疽菌《たんそきん》のワクチン（未承認）を接種したが、副作用で不調をきたす者が出た。このため、米軍では、食品医薬品局（FDA）に承認されている薬以外は用いてはいけないことになった。

米軍は知恵を絞った。インフルエンザウイルスは、RNAウイルス（遺伝物質としてDNAではなくRNAを持つウイルス）である。もし、アビガンがインフルエンザ治療薬として、ひとまずFDAに承認されれば、適応外（承認された疾患・用法以外）であっても、エボラ出血熱やラッサ熱などの致死性のRNAウイルス感染症に用いることができると考えたのだ。米国防総省はアビガンの開発を後押しし、富山化学は2012年に約1億4000万ドルの助成金を得ることができた。

アビガンは、ウイルスが感染した細胞内に入り込み、ウイルス増殖に必要な酵素の働きを止めて増殖を阻止することで治療効果を発揮する。インフルエンザに用いた場合、病状が進行していてもウイルス量を減少させられる。それ以外にも、様々な型のウイルスに対して幅広く効果を示した。薬剤耐性（ウイルスや微生物が薬剤に抵抗性を持ち効きにくくなる現象）が極めて出にくいことも特徴だ。

反面、安全性試験では、初期胚《はい》の致死（ラット）や催奇形性《さいきけいせい》（サル、マウス、ラット、ウサギ）という重大な副作用が見つかった。流産したり、先天異常を持った子が生まれたりするリスクがあるということだ。

富山化学は、07年から日本国内での治験開始に踏み切ったが、08年に医薬品事業への本格参入を目指す富士フイルムに1300億円で買収された。これで300億円の開発費を調達すると治験が加速され、11年に日米の治験データに基づき、国内で製造販売の承認を申請した。しかし、通常1年ほどの審査に3年を要した末、14年3月に承認された際には但し書きが付けられていた。

その条件とは、他の抗インフルエンザウイルス薬が無効または効果不十分な新型または再興型（かつて世界的流行があったが、現在ほとんどの人が免疫を獲得していない）インフルエンザウイルス感染症が発生し、国が必要と判断した場合にのみ、患者への投与が検討される、というものだ。当然ながら、妊婦や妊娠している可能性のある人は使用できない。

新型インフルエンザが発生した場合、新たなウイルスに対しての免疫は誰も持っておらず、ヒトからヒトへと容易に感染してパンデミックを起こしかねない上、重症化する人が増えると予想される。このため、有識者会議の提言に基づいて、国内では200万人分のアビガンが備蓄されている。

そして、ほぼすべての人類が免疫を持たない今回の新型コロナウイルスもRNAウイルスであることから、アビガンの可能性が大きく注目されることになった。中国ではいち早く新型コロナウイルス感染症に対する臨床試験を開始しており、アビガン投与により肺炎症状などを改善させる効果が認められたことが報告されている。中国政府は、重症化を防ぐ治療薬の1つとして、診療指針で正式にアビガンを採用する方針を表明している。

国際医療福祉大学医学部感染症学講座主任教授の松本哲哉氏も、アビガンに期待を寄せる1人だ。松本氏は、新薬の承認に関わる医薬品医療機器総合機構（PMDA）においてアビガンの承認審査のための専門協議の場の専門委員でもあった。

松本氏は、「審査の場で参加者の念頭にあったのは、かつて薬禍被害を起こしたサリドマイドのことだった。もし国が承認した薬で1例でも催奇形性の副作用が起これば、非難を免れられないとして厳密に取り扱う薬になった」と、承認の経緯を語る。

1950年代に睡眠薬として発売されたサリドマイドは、妊娠初期に服用すると、手足の奇形などの重度の先天異常や胎児の死亡を引き起こすことが後に明らかになった。欧州では直ちに薬剤販売を差し止め回収されたが、対応が遅れた日本には約1000人のサリドマイド被害者（うち認定被害者309人）がいる。しかし1990年代に入り、サリドマイドは再び表舞台に登場した。血液がんの一種である多発性骨髄腫に対する効果が確認され、国内でも2008年に治療薬として再承認された。

すべての薬には、多かれ少なかれ副作用がある。それは、薬が生体にとって異物、すなわち毒である以上、当然のことである。それでも薬として認められているのは、副作用が明らかかつ許容範囲で、しかもベネフィットがリスクを上回るからである。サリドマイド再承認はそのことを物語っている。

アビガンは、催奇形性について細心の注意が必要であるものの、それ以外の副作用についてはクリアしていることで、薬として承認されており、国は備蓄を進めたのだ。

もし、アビガンが新型コロナウイルスを感染症適用として承認された場合にも、妊婦が厳しい判断を迫られる可能性はある。アビガンの開発に関わった白木氏は、「服薬の必要性と他の選択肢について十分な説明を受けた上で、納得して服用してもらいたい」と語る。

アビガンの国内治験は20年6月にも終了予定で、効果が認められれば、迅速承認のプロセスを経て最短で7月には処方薬として使用可能となる可能性がある。

松本氏は、「CT機器が普及している日本では、早めに肺炎の兆候を捉えやすい。中国の症例では、既に肺炎が重症化してしまった人を回復させることは難しいものの軽症者の治療効果は高い。早期発見・早期服薬で有望な治療薬になり得るのではないか」と述べる。

アビガン以外の4剤では、エボラ出血熱の治療薬として開発された抗ウイルス薬レムデシビルについて、日米を中心として国際共同治験が行われている。4月10日付で米国医学誌『ニュー・イングランド・ジャーナル・オブ・メディシン』に、日米欧の研究者のグループが、入院患者53人にレムデシビルを投与したところ、68％に当たる36人で改善が見られたことが報告されている。特に重症患者において一定の効果があることが示唆されている。

また、オルベスコ（一般名シクレソニド）は、喘息の治療に用いられているステロイド吸入薬で、日本でわずか3例ながら改善例が報告されており、臨床研究が続けられている。

さらに、膵炎の治療薬であるフサン（一般名ナファモスタット）に、ウイルスの侵入を効率的に阻止する可能性があることが東京大学医科学研究所により見いだされている。

一方、抗HIV薬であるカレトラ（一般名ロピナビル・リトナビル配合剤）については、治療効果が証明されなかったことが中国から報告されている。

感染爆発と集団免疫の形成──相反する課題

有効な治療薬を待つまでの間にも、予防のための対策を進めていかなくてはならない。

中国を始めとして、イタリアやスペインなど欧州や米国もロックダウン（都市封鎖）の実施に踏み切った。日本ではロックダウンこそないものの、改正新型インフルエンザ等対策特別措置法に基づく緊急事態宣言が、4月7日に東京都を始めとする7都府県に発令された。

これらにより期待されているのは、厳しい「ソーシャルディスタンシング（社会的距離の確保）」によるオーバーシュート（感染爆発）の阻止である。日本を含めて、世界中で都市封鎖や隔離を徹底させて効果が発揮されれば、都市レベル、あるいは国家レベルで、オーバーシュートを回避できる可能性がある。これにより、医療崩壊を抑止して、治療に必要なICU（集中治療室）や人工呼吸器に余力を残し、重症化した人を救うための体制が整うはずだ。

しかし、地域的な収束の道のりが見えはしても、地球上からこのウイルスを根絶することは難しい。もし、どこかにウイルスが残っていれば、人々の往来を開始した途端に、また、人がウイルスを広めることになりかねない。

世界的な終息には、過去3回のインフルエンザのパンデミックで経験したように、「集団免疫」も鍵になってくる。集団免疫とは、多くの人がウイルスに対する免疫を獲得する状態を指す。おおむね60％ほどが感染することで、ウイルスはヒトの間で感染を広げられなくなり、流行は沈静化すると期待されている。

インフルエンザについては、都道府県ごとに地域の衛生研究所が、決められた医療機関の患者について血液中の抗体の有無を調べている。こうした検査に新型コロナウイルスも加えれば、全国的な集団免疫の獲得状況や地域差を調べることは可能なはずで、そうした体制を整備することも求められてくる。

獨協医科大学医学部微生物学講座教授の増田道明氏は、「感染者を抑えてオーバーシュートを回避することと、感染者を増やして短期間での集団免疫を形成すること、人類は明らかに相反する課題に挑まなくてはならない」と語る。

集団免疫の獲得手段として大きく期待されるのが、ワクチンの開発である。

ワクチンとは、いわゆる予防接種である。特定のウイルスや細菌などの病原体に1度感染すると、体がそれを記憶する。この免疫記憶によって、1度感染したウイルスに対して免疫力が備わり、2度と罹からないで済むようになる。かつて世界中で猛威を振るった天然痘は、18世紀末に英国人医師エドワード・ジェンナーが考案した種痘が普及したことで、1980年にWHOは地球上から根絶されたことを宣言した。ジフテリア、小児麻痺《まひ》（ポリオ）、麻疹《ましん》など、多くの感染症がワクチンにより予防できるようになっている。終生にわたる免疫を獲得できないまでも、インフルエンザのように流行に備えて定期的にワクチンを接種して抗体価（ウイルスに対する抗体の量や強さ）を上げることが、感染予防に効果的なものもある。

ワクチンには、無毒化あるいは弱毒化した病原体が用いられることが多い。それに加えて、新型コロナウイルスで開発が進んでいるのが、ウイルスの遺伝子情報を体内に注入する「ＤＮＡワクチン」で、これにより体内で抗体が産生されることが期待できる。米国やドイツで先行しており、日本も追随している。

通常ワクチンの効果確認には、接種した人としない人を半年から1年間観察して感染予防の効果を科学的に検証する必要があるが、松本氏は、「新型コロナウイルスの流行は非常に広範で、社会的影響力も大きいので、企業もワクチン開発にエネルギーを集約しており、各国も承認の手続きをかなり簡略化して支援している」と語る。安全性と有効性が確認されれば、２０２1年早々にはワクチンの登場が期待できるかもしれない。

免疫の暴走で致死的な症例へ？

新型コロナウイルスに関しては、なお未解明なことが多い。

例えば、免疫力が十分備わっていない乳幼児は無防備で、子どもはインフルエンザに感染しやすく重症化しやすい。しかし幸いなことに、今回の新型コロナウイルス感染による子どもの重症化例は稀である。家庭内での感染などは散見されても、子どもの集団感染もない。松本氏は、「子どもの重症化率や致死率が確実に低いのは間違いない」と語る。もちろん、感染者が増加すれば、大人にも子どもにも重症化する人が増えてくるため、オーバーシュートは回避しなくてはならない。

インフルエンザでは、ウイルスそのものが致死的な感染を起こすのではなく、高齢者などが感染後に細菌性肺炎を起こしたり、別の原因で亡くなったりすることが多い。インフルエンザによる死亡には、こうしたインフルエンザ関連死も含められている。新型コロナウイルス感染症では、重症の肺炎になればICUで人工呼吸器を装着しても救命できないことがある。このウイルスは上気道で増えるだけではなく、肺の中でも増殖してウイルス性肺炎を引き起こすためだ。抗菌薬がある細菌性肺炎に比べると、ウイルス性肺炎は治療が困難で死亡に至る例が多くなる。

高齢者の重症化例には、サイトカインストームが関係している可能性もある。これは、言わば免疫の暴走である。ウイルスの侵入を察知すると、体に備わった免疫系は、大量の免疫細胞を肺へと送り込んで組織の修復を目指す。しかし、ここで免疫が暴走すれば、健康な組織まで破壊しかねない。

新型コロナウイルスによる致死的な症例は、ウイルスそのものではなく免疫の暴走の関与が指摘されており、こうした極端な免疫応答を起こす人を早めに見つけ出すことができるようになれば、重症者を減らす鍵になるはずだ。また、子どもが重症化しにくい理由も、これで説明がつくかもしれない。増田氏は、「新型コロナウイルスには、抗体依存性の感染増強という現象が知られている。多くの病原体にさらされた大人は、子どもに比べて様々な抗体や免疫細胞を備えており、これらが免疫の暴走の引き金になっている可能性がある。こうした視点からの研究も必要になるだろう」と語る。

最近は、BCGワクチンに新型コロナウイルス感染症の予防効果があるのではないかとして、注目が集まっている。

3月23日付の米科学誌『サイエンス』によれば、オランダでは1000人の医療従事者を対象に、BCGワクチンによる予防効果を検証する実験が始まったという。オーストラリアでも同様の臨床試験を進めている。

BCGは、20世紀半ばまで世界中に蔓延していた結核予防のためのワクチンで、牛型結核菌を弱毒化した製剤である。1940年代以降世界中で普及し、日本を含む157カ国では、今なおBCGワクチンの全例接種が行われている。一方で、結核罹患率の減少に伴い、1980年代以降、欧州9カ国、オーストラリア、ニュージーランドでは全例接種が中止された。また、米国やカナダ、イタリア、オランダでは、医療従事者などのハイリスク者のみに接種が限定されている。

実際に、新型コロナウイルス感染者を見ると、日本、中国、韓国、香港、シンガポールなどBCGを定期接種にしている国では少なく、接種していない国に多い傾向が見て取れる。中国では感染者を多く出したものの、抑制に転じている。

これは日本人にとっては朗報かもしれないが、本稿執筆時点で新型コロナウイルス感染症を予防する目的でのBCG接種の効果は十分に証明されておらず、まだ推奨することはできないというのが結論だ。

人類とコロナウイルスとの闘いは、情報戦を駆使して、あの手、この手の総力戦になっている。増田氏は、「迅速診断法の実用化、効果的な治療薬の確保、抗体保有状況の適時的な調査など、なりふり構わず行っていくことが求められている」と語る。


有史以来、人類は、天然痘、ペスト、チフス、コレラ、破傷風、結核、エイズ……など、死病と恐れられていた感染症（伝染病）と闘いながら、生き永らえてきた。人類の歴史は感染症との戦いであったと言える。

1国あるいは1地域に暮らす大多数の人が死亡するなど、感染症は、時として歴史を左右するほどの脅威となった。例えば、かつて栄華を誇ったインカ帝国が16世紀に滅亡したのは、麻疹や天然痘により人口崩壊を起こしたことが原因だとされる。また、中世ヨーロッパではペストが蔓延して、人口の半数が命を落としたことが、封建体制の崩壊につながっている。

現代において、これらの疾患による死を意識することが稀になったのは、ワクチンを含む薬と公衆衛生により、人類に勝利がもたらされたからだ。

我々は科学の成果に期待しつつ、公衆衛生の原点に立ち返らなくてはならない。一人ひとりが「社会全体としての健康を維持するように努める」。それこそは、誰もが今すぐできることだ。

人類の叡智は、やがてこの新型コロナウイルスも克服することを信じている。

参考文献　『世界を救った日本の薬――画期的新薬はいかにして生まれたのか？』塚﨑朝子著（講談社、2018年）

用語解説

【アルファベット】

DNA：デオキシリボ核酸。染色体の構成要素として、ほぼすべての生物に存在する物質。DNA分子は生細胞の組織と機能をつかさどり、遺伝形質をコントロールする情報を担う。

HA：→ヘマグルチニン

NA：→ノイラミニダーゼ

RNA：リボ核酸。すべての細胞内に存在する核酸。主にDNAの遺伝情報を伝達し、たんぱく質の合成を管理する役割を担う。

【あ】

遺伝子再集合：インフルエンザウイルスには８本のRNA分節が存在するが、一つの宿主が異なるインフルエンザウイルスに同時に感染し、全く違った組み合わせのRNA分節を持つ遺伝子が誕生すること。

ウイルス：超顕微鏡的な感染体で、通常は核酸の分子が、たんぱく質の外殻（カプシド）に包まれている。宿主の生細胞内でのみ増殖できる。

エピデミック：ある地域の住民への感染が、医療機関が過去に照らして算出する期待値を上回る速度で起きたとき、伝染病はエピデミックの域に達したと定義される。語源はギリシャ語のepi（上に）とdemos（人々）。エピデミックは国内だけで終息するものを言い、これが大陸や世界規模に拡大した状態をパンデミックと言う。

エボラ：劇症の出血熱を引き起こすウイルス。20世紀末に初めて確認された。

【か】

カプシド：ウイルスの外衣または外殻となるたんぱく質。

急性呼吸窮迫症候群（ARDS）：生命の危険を伴う重度の肺症状。肺胞の炎症により、血液に酸素を送り込む機能が損なわれる。

クレード：共通の祖先から進化した生物群。

継代：ウイルスが世代交代を繰り返すうちに、毒性と致死性を増していく過程。

抗原不連続変異：二つの異なるウイルス株が組み合わされ、新たな亜型を作り出す過程。もとになる株の表面抗原（免疫反応を誘発する分子）が混ざり合う。劇的な変異をもたらす。

抗原連続変異：ウイルスの突然変異が蓄積される過程。

【さ】

細菌：一群の単細胞生物を指す。病原体になるものもある。

サイトカイン・ストーム：免疫システムの過剰反応。

出血性の：循環系からの出血を伴う。外出血は皮膚の傷から、内出血は血管壁から血液が滲出する。ウイルスの中には大量の内出血を引き起こすものがあり、中でもエボラは劇症型として知られる。

新型コロナウイルス（SARS-CoV-2）：2019年12月末に中国・武漢市で原因不明の肺炎を発症する人から見つかったコロナウイルスの一種で、自然宿主はコウモリとされる。ヒトに感染するコロナウイルスとしては7種類目であり、感染すると、発熱・咳などの風邪症状から始まり（無症状の場合もあり）、約2割が重症化してウイルス性肺炎を起こす。

【た】

ダーウィン主義（進化論）：チャールズ・ダーウィン（1809～82）によって提唱され、自然淘汰により種の進化がもたらされるとする学説。「適者生存」という言葉にも要約される。「適者」がもっとも健康な個体を指すという誤った解釈があるが、正しくは、特定の環境にもっとも適応したものという意味。

チアノーゼ：血液中の酸素濃度が85パーセントを下回ると起きる症状。この時点で皮膚やツメが青ざめ、皮膚の毛細血管中に還元ヘモグロビン（脱酸素化ヘモグロビン）が増加していることを示す。1918年のパンデミック（スペイン風邪）でもっとも注目された症状。

電子顕微鏡：光線ではなく、電子線を用いる顕微鏡。高速の電子線の波長は光の波長よりずっと短いので、分解能は相応に高くなり、最高100万倍の倍率を得られる。電子顕微鏡によって、ウイルスは初めて観察可能になった。

【な】

ノイラミニダーゼ：（NA）インフルエンザウイルスの表面にある酵素。

【は】

肺胞：呼吸細気管支の先端に球状の袋が集まった部分。肺の深部に位置し、血液との間でガス交換を行う場。英語"alveoli"の語源は「腔」を意味するラテン語のalveus。

ハンタウイルス：齧歯類が媒介する危険なウイルスで、人に感染すると出血熱を引き起こす。

パンデミック：人の間で急速かつ容易に蔓延する感染症で、国内だけでなく大陸や世界規模で拡大したものを言う。語源はギリシャ語のpan（すべて）とdemos（人々）。

飛沫感染：人から人への感染の形態で、せきやくしゃみによって気道から吐き出される水分を介するもの。こうして人体を飛び出した飛沫は、直接次の宿主に届かなくても、しばらくの間は感染力を保つ。

病原体：病気の原因となる生物。

表面たんぱく質：細胞表面にある有機高分子であり、炭素、酸素、水素、窒素、また（普通は）硫黄を含む。たんぱく質はα-アミノ酸の鎖で構成されており、すべての生細胞の主要成分である。糖たんぱく質は、ウイルス外殻の一部をなすもので、炭水化物とたんぱく質で構成され、身体と免疫システムに対し重要な役割を果たす。

ヘマグルチニン：（HA）インフルエンザその他のウイルス表面に見られる抗原性糖たんぱく質で、ウイルスを標的の細胞と結合させる。

【ま】

マクロファージ：組織内に見られ、単球と呼ばれる特殊な白血球から分化した細胞。マクロファージと単球はどちらも病原体や細胞片を見つけて破壊する。語源はギリシャ語のmakros（大）とphagein（食）。

【ら】

ライノウイルス：風邪の原因となるウイルス。

罹患率：個体群の疾病患者数の割合。

リンパ球：血液、リンパ液、リンパ組織内に存在する細胞で、白血球の約25パーセントを占める。免疫機能を担うB細胞、T細胞もこれに含まれる。

参考文献

ARBUTHNOTT, JOHN, An Essay Concerning the Effects of Air on Human Bodies（London, 1751）

BAKER, SARAH, J., Fighting for Life（Robert Hale, London, 1940）

BALFOUR, ANDREW and SCOTT, HENRY H., Health Problems and the Empire（Collins, London, 1925）

BARON, A. L., Man against Germs（Dutton, New York, 1957）

BARRY, JOHN M., The Great Influenza（Penguin, New York, 2004）

『グレート・インフルエンザ』ジョン・バリー著、平澤正夫訳（共同通信社、２００５年）

BERGER, MAURICE, Germany after the Armistice（Putnam, New York, 1920）

BISHOP, R. W. S., My Moorland Patients（John Murray, London, 1922）

BRAINERD, ELIZABETH and Siegler, Mark, J., The Economic Effects of the 1918 Influenza Epidemic（Centre for Economic Policy Research, London, 2003）

BULLOCK, W., History of Bacteriology（Oxford University Press, 1938）

BURGESS, RENATE, A Satyre on the Influenza of 1803（London, 1803）

BURNET, SIR FRANCIS and CLARK, ELLEN, Influenza（Macmillan, London, 1942）

BYAM, WILLIAM, The Road to Harley Street（Geoffrey Bles, London, 1963）

CASAS, BARTOLOME DE LAS, A Short Account of the Destruction of the Indies（Madrid, 1552）

『インディアスの破壊についての簡潔な報告』ラス・カサス著、染田秀藤訳（岩波書店、１９７６年）

CASSON, STANLEY, Steady Drummer（Bell and Sons, 1935）

CLARKSON, GROSVENOR B., Industrial America in the World War（Houghton Mifflin, New York, 1923）

COLLIER, L and OXFORD, J., Human Virology（Oxford University Press, 1993）

COFFMAN, EDWARD T., The War to End all Wars（Oxford University Press, 1968）

COLLIER, RICHARD, The Plague of the Spanish Lady（Macmillan, London, 1974）

『インフルエンザ・ウイルス スペインの貴婦人―スペイン風邪が荒れ狂った１２０日』リチャード・コリヤー著、中村定訳（清流出版、２００５年）
COLLIS, ROBERT, The Silver Fleece (Nelson, London, 1936)
COOK, J. GORDON, Virus in the Cell (Dial Press, London, 1957)
CRAWFORD, D., The Invisible Enemy : A Natural History of Viruses (Oxford University Press, 2000)
『見えざる敵ウイルス―その自然誌』ドロシー・H・クローフォード著、寺嶋英志訳（青土社、２００２年）
CROOKSHANK, F. G. (ED), Influenza : Essays by Several Authors (Heinemann, London, 1922)
CROSBY, ALFRED W., America's Forgotten Pandemic : The Influenza of 1918 (Cambridge University Press, 1989)
『史上最悪のインフルエンザ　忘れられたパンデミック』アルフレッド・W・クロスビー著、西村秀一訳・解説（みすず書房、２００４年）
CUMMINS, S. L., Studies of Influenza in Hospitals of the British Armies in France, 1918 (Medical Research Committee, London, 1919)
CUSHING, HARVEY, From a Surgeon's Journal (Constable, London, 1936)
DALY, J. M., Antigenic and Genetic Variation Among Equine H3N8 Influenza A Viruses (Open University, London, 1996)
DAVIS, MICHAEL M. JR, Immigrant Health and the Community (Harper, New York, 1921)
DEL MAR, FRANCES, A Year Among the Maoris (Ernest Benn, London, 1924)
DOCK, LAVINIA, History of American Red Cross Nursing (Macmillan, New York, 1922)
DOS PASSOS, JOHN, Mr Wilson's War (Doubleday, New York, 1963)
EISENMENGER, ANNA, Blockade, 1914-24, (Constable, New York, 1932)
ETHERTON, LT.-COL. PERCY, In the Heart of Asia (Constable, London, 1925)
FAIRBROTHER, R. W., Handbook of Filterable Viruses (Heinemann, London, 1934)
FROTHINGHAM, THOMAS G., The American Reinforcement in the World War (Doubleday, New York, 1927)

GARRETT, L., The Coming Plague : Newly Emerging Diseases in a World Out of Balance（Penguin, London, 1995）
『カミング・プレイグ　迫りくる病原体の恐怖』ローリー・ギャレット著、山内一也監訳、野中浩一、大西正夫訳（河出書房新社、２０００年）
GODSELL, PHILIP, Arctic Trader（Putnam, New York 1934）
GOGARTY, REV. H. A., In the Land of the Kikuyus（Gill and Son Ltd, New York, 1920）
GOSSE, PHILIP, Memoirs of a Camp-Follower（Longman, London, 1934）
GROVE, JOHN, Epidemics examined and explained（London, 1850）
GRANVILLE, JOSEPH MORTIMER, A Note on the Nature and Treatment of Influenza（Balliere and Co., London, 1893）
GRAVES CHARLES, Invasion by Virus（Icon Books, New York, 1969）
GRAVES, ROBERT and HODGE, ALAN, The Long Week-End（Faber and Faber, London, 1940）
GRAY, DR EDWARD, An Account of the Epidemic Catarrh of the year 1782（London, 1784）
GREGER, MICHAEL, Bird Flu : A Virus of Our Own Hatching（Lantern Books, London, 2006）
GUNN, CLEMENT B., Leaves from the Life of a Country Doctor（The Moray Press, Edinburgh, 1935）
HALDANE, ELIZABETH S., The British Nurse in Peace and War（John Murray, London, 1923）
HAMILTON, ROBERT D., A Description of the Influenza, with its Disinfection and Method of Cure（London, 1782）
HARLEY STREET DOCTOR, A Doctor's Diary（Hutchinson, London, 1925）
HAYS, J. N., Epidemics and Pandemics（London, 1993）
HEADLAM, LT.-COL. CUTHBERT, History of the Guards Division in the Great War 1915-1918（John Murray, London, 1924）
HEISER, VICTOR, An American A Doctor's Odyssey（Jonathan Cape, London, 1936）
HENRIKSON, VIKTOR, A Doctor's Story an Autobiography（Michael Joseph, London, 1959）

HERDMAN, JOHN, A Plain Discourse on the Causes, Symptoms, Nature and Cure of the Prevailing Epidemical Disease Termed Influenza (Manners and Miller, Edinburgh, 1803)
HIRSCH, DR AUGUST, Geographical and Historical Pathology Vol.1 (The New Sydenham Society, London, 1883)
HOEHLING, A. A., The Great Epidemic (Little, Brown & Co, New York, 1961)
HOOPER, E., The River : A Journey Back to the Source of HIV and AIDS (Penguin, London, 1999)
HOOVER, HERBERT, Memoirs (Macmillan, New York, 1951)
HUMPHRIES, WILFRED, Patrolling in Papua (Allen and Unwin, London, 1923)
HUSEREAU, DONALD ROBERT, An Assessment of Oseltamivir for the Treatment of Suspected Influenza (Canadian Coordinating Office for Health Technology Assessment, 2002)
HUXHAM, JOHN, Observations on the Air and Epidemical Diseases (London, 1758)
JAMES, A. T. S., Twenty-Five Years of the L.M.S. (London Missionary Society, London, 1923)
KEABLE, ROBERT, Tahiti : Isle of Dreams (Hutchinson, London, 1925)
KEESING, FELIX, Modern Samoa (Allen and Unwin, London, 1934)
KIPLE, K. (ED), The Cambridge World History of Human Disease (Cambridge University Press, 1993)
KOLATA, GINA, Flu : The Story of the Great Influenza Pandemic (Touchstone, New York, 2001)
『インフルエンザウイルスを追う』ジーナ・コラータ著、渕脇耕一、森下麻矢子、小田切勝子、山下恵美子、村瀬真由子、久村典子、遠藤由香里訳（ニュートンプレス、２０００年）
LANGDON, ROBERT, Island of Love (Cassell, London, 1959)
LUDENDORFF, GEN. ERICH, My War Memories 1914-1918 (Hutchinson, London, 1919)
『世界大戦を語る ルーデンドルフ回想録』エーリヒ・ルーデンドルフ著、法貴三郎訳（朝日新聞社、１９４１年）
LUND, THOMAS WILLIAM MAY, Behind the Veil : A Reminiscence of Influenza (Howell, Liverpool, 1982)
MACARTNEY, WILLIAM, Fifty Years a Country Doctor (Geoffrey Bles, London, 1938)
MACDONALD, DAVID, Twenty Years in Tibet (Seeley, Service and Co., London, 1932)

MANN, A. J., The Salonica Front（A. and C. Black, London, 1920）
MCCARTHY, MARY, Memories of a Catholic Girlhood（Heinemann, New York, 1953）
MCNEILL, W. H., Plagues and Peoples（Penguin, London, 1994）
『疫病と世界史』ウィリアム・H・マクニール著、佐々木昭夫訳（新潮社、１９８５年／中央公論新社、２００７年）
MILLARD, SHIRLEY, I Saw Them Die（George Harrap, New York, 1936）
——Mr. Punch's History of the Great War（Cassell, London, 1920）
MOORE, HARRY H., Public Health in the United States（Harper, New York, 1923）
MURPHY, WENDY, Coping with the Common Cold（Time Life Books, 1981）
NATHAN, MANFRED, South Africa from Within（John Murray, London, 1926）
OLDSTONE, M. B., Viruses, Plagues and History（Oxford University Press, 1998）
『ウイルスの脅威　人類の長い戦い』マイケル・B・A・オールドストーン著、二宮陸雄訳（岩波書店、１９９９年）
PAUL, DR HUGH, The Control of Communicable Diseases（Harvey and Blythe, New York, 1952）
PEARSON, RICHARD, Observations on the Epidemic Catarrhal Fever or Influenza of 1803（London, 1803）
POTTLE, FREDERICK, Stretchers!（Yale, 1929）
POWER, HAROLD, Bush Doctor（Robert Hale, London, 1970）
RIDDELL, LORD, Lord Riddell's War Diary（Ivor Nicholson and Watson, New York, 1933）
ROYSTON, ANGELA, Colds, Flu and Other Infections（Franklin Watts, London, 2006）
RYAN, F., Virus X : Understanding the Real Threat of the New Pandemic Plagues（Harper, New York, 1998）
『ウイルスX　人類との果てしなき攻防』フランク・ライアン著、沢田博、古草秀子訳（角川書店、１９９８年）
SAUERBRUCH, FERDINAND, A Surgeon's Life（Andre Deutsch, London, 1953）
SCOTT, ERNEST, Australia During the War（Angus and Robertson, Sydney, 1936）
SHORT, DR THOMAS, A General Chronological History of the Air, Weather, Seasons, Meteors, Etc.（London, 1749）

SMITH, KENNETH, Viruses（Cambridge University Press, 1962）
SMITH, LESLEY, Four Years Out of Life（Philip Allan, London, 1931）
SNELL, SIDNEY H., A Doctor at Work and Play（John Bale, Sons and Curnow, New York, 1937）
STAMP, WINIFRED, Doctor Himself（Hamish Hamilton, London, 1949）
STUCK, HUDSON A., A Winter Circuit of Our Arctic Coast（T. Werner Laurie, New York, 1919）
THOMPSON, THEOPHILUS, Annals of Influenza（London, 1852）
UGLOW, JENNY, The Lunar Men（Faber and Faber, London, 2003）
WATERSON, A. P. and WILKINSON L., An Introduction to the History of Virology（Cambridge University Press, 1978）
『見えざる病原体を追って　ウイルス学史序論』Ａ・Ｐ・ウォーターソン、Ｌ・ウィルキンソン共著、川出由己、松山東平、松山雅子訳（京都：吉岡書店、１９８７年）
WAUCHOPE, GLADYS, The Story of a Woman Physician（John Wright and Sons, New York, 1963）
WESTMAN, STEPHEN, A Surgeon's Story（William Kimber, New York, 1962）
WILLIAMS, GREER, Virus Hunters（Hutchinson, London, 1960）
『ウイルスの狩人』Ｇ・ウィリアムズ著、永田育也、蜂須賀養悦訳（岩波書店、１９６４年）
WILLIAMS, T. G., The Main Currents of Social and Industrial Change, 1870–1924（Pitman, London, 1925）
WILLIS, Practice of Physic, Being the Whole Works of That Renowned and Famous Physician（London, 1658）
WILSON, R. MCNAIR, Doctor's Progress（Eyre and Spottiswoode, London, 1938）
WINSLOW, CHARLES, The Conquest of Epidemic Disease（Princeton University Press, 1943）

本書は２０１０年１月に刊行された『人類対インフルエンザ』（朝日新書）に、新型コロナウイルスについて解説した補章を加えて復刊したものです。

トム・クイン
イギリスのジャーナリスト。1956年生まれ。社会史研究家でもあり、これまでに発表した著書は30冊を超える。代表作は『Science's Strangest Inventions』、第1次世界大戦の従軍者の体験談をまとめた『Tales of the Old Soldiers』など。

日本語版補遺
塚﨑朝子　つかさき・あさこ　ジャーナリスト、読売新聞記者を経て、医学・医療、科学・技術分野を中心に執筆多数。著書に『患者になった名医の選択』『世界を救った日本の薬』など。

訳者
山田美明　やまだ・よしあき　東京外国語大学英米語学科中退。英・仏語翻訳家。訳書に『スティグリッツ PROGRESSIVE CAPITALISM』、『アスペルガー医師とナチス』など。

荒川邦子　あらかわ・くにこ　米コロラド州立大学卒。英語翻訳家・イラストレーター。

朝日新書
767

人《じん》類《るい》対《たい》新《しん》型《がた》ウイルス

私たちはこうしてコロナに勝つ

2020年5月30日第1刷発行

著者	トム・クイン
日本語版補遺	塚﨑朝子
訳者	山田美明　荒川邦子
発行者	三宮博信
カバーデザイン	アンスガー・フォルマー　田嶋佳子
印刷所	凸版印刷株式会社
発行所	朝日新聞出版

〒104-8011　東京都中央区築地5-3-2
電話　03-5541-8832（編集）
　　　03-5540-7793（販売）
©2020 Tsukasaki Asako, Yamada Yoshiaki, Arakawa Kuniko
Published in Japan by Asahi Shimbun Publications Inc.
ISBN 978-4-02-295079-6
定価はカバーに表示してあります。

落丁・乱丁の場合は弊社業務部(電話03-5540-7800)へご連絡ください。
送料弊社負担にてお取り替えいたします。

安倍晋三と社会主義
アベノミクスは日本に何をもたらしたか

鯨岡 仁

異次元の金融緩和、賃上げ要請、コンビニの二四時間営業まで、民間に介入する安倍政権の経済政策は「社会主義」的だ。その経済思想を、満州国の計画経済を主導し、社会主義者と親交があった岸信介からの歴史文脈で読み解き、安倍以後の日本経済の未来を予測する。

資産寿命
人生100年時代の「お金の長寿術」

大江英樹

年金不安に負けない、資産を〝長生き〟させる方法を伝授。老後のお金は、まずは現状診断・収支把握・寿命予測をおこない、その上で、自分に合った延命法を実践することが大切。証券マンとして40年近く勤めた著者が、豊富な実例を交えて解説する。

かんぽ崩壊

朝日新聞経済部

朝日新聞で話題沸騰！「かんぽ生命 不適切販売」の一連の報道を書籍化。高齢客をゆるキャラ呼ばわり、偽造、恫喝……驚愕の販売手法はなぜ蔓延したのか。過剰なノルマ、自爆営業に押しつぶされる郵便局員の実態に迫り、崩壊寸前の「郵政」の今に切り込む。

ゆかいな珍名踏切

今尾恵介

踏切には名前がある。それも実に適当に名づけられている。「畑道踏切」と安易なヤツもあれば「勝負踏切」「天皇様踏切」「パーマ踏切」「爆発踏切」などの謎めいたモノも。踏切の名称に惹かれて何十年の、「踏切名称マニア」が現地を訪れ、その由来を解き明かす。

朝日新書

一行でわかる名著

齋藤 孝

一行「でも」わかるのではない。一行「だから」わかる。『百年の孤独』『悲しき熱帯』『カラマーゾフの兄弟』『老子』——どんな大作も、神が宿る核心的な「一行」をおさえればぐっと理解は楽になる。魂への響き方が違う。究極の読書案内&知的鍛錬術。

日本中世への招待

呉座勇一

中世は決して戦ばかりではない。庶民や貴族、武士の結婚や離婚、病気や葬儀に遺産相続、教育は、中世の日本でどのように行われてきたのか？ その他、年始の挨拶やお中元、引っ越しから旅行まで、中世日本人の生活や習慣を詳細に読み解く。

簡易生活のすすめ

明治にストレスフリーな最高の生き方があった！

山下泰平

明治時代に、究極のシンプルライフがあった！ 簡易生活とは、根性論や精神論などの旧来の習慣を打破し効率的な生活を送ろうというもの。無駄な付き合いや虚飾が排除され、個人の能力は最大限に発揮される。おかしくて役に立つ教養的自己啓発書。

スマホ依存から脳を守る

中山秀紀

スマホが依存物であることを知っていますか？ 大人も子どもも知らないうちにつきあい、知らないうちに依存症に罹るのがこの病の恐ろしさ。国立病院機構久里浜医療センター精神科医が警告する、ゲーム障害を中心にしたスマホ依存症の正体。

決定版・受験は母親が9割

佐藤ママ流の新入試対策

佐藤亮子

共通テストをめぐる混乱など変化する大学入試にこそ「佐藤ママ」メソッドが利く！ 読解力向上の秘訣など新時代を勝ち抜くカギを、4人の子ども全員が東大理Ⅲ合格の佐藤ママが教えます。ベストセラー『受験は母親が9割』を大幅増補。

ひとりメシ超入門

東海林さだお

ラーメンも炒飯も「段取り」あってこそうまい。ショージさんが半世紀以上の研究から編み出した「ひとりメシ十則」を初公開！ ひとりメシを楽しめれば、人生充実は間違いなし。『ひとりメシの極意』に続く第2弾。南伸坊さんとの対談も収録。

閉ざされた扉をこじ開ける
排除と貧困に抗うソーシャルアクション

稲葉 剛

25年にわたり、3000人以上のホームレスの生活保護申請に立ち合うなど貧困問題に取り組む著者は、住宅確保ができずに路上生活から死に至る例を数限りなく見てきた。支援・相談の現場経験から、2020以後の不寛容社会・日本に警鐘を鳴らす。

患者になった名医たちの選択

塚﨑朝子

がん、脳卒中からアルコール依存症まで、重い病気にかかった名医たちが選んだ「病気との向き合い方」。名医たちの闘病法に必ず読者が「これだ!」と思う療養のヒントがある。帚木蓬生氏(精神科)や『空腹』こそ最強のクスリ』の青木厚氏も登場。

自衛隊メンタル教官が教える
50代から心を整える技術

下園壮太

老後の最大の資産は「お金」より「メンタル」。気力、体力、脳力が衰えるなか、「定年」によって社会での役割も減少します。「柔軟な心」で環境の変化と自身の老化と向き合い、新たな生き方を見つける方法を実践的にやさしく教えます。

江戸とアバター
私たちの内なるダイバーシティ

池上英子
田中優子

武士も町人も一緒になって遊んでいた江戸文化。それはダイバーシティ(多様性)そのもので、一人が何役も「アバター」を演じる落語にその姿を見る。今アメリカで議論される「パブリック圏」をひいて、日本人が本来持つしなやかな生き方をさぐる。

不安定化する世界
何が終わり、何が変わったのか

藤原帰一

核廃絶の道が遠ざかり「新冷戦」の兆しに包まれた不穏な世界。民主主義と資本主義の矛盾が噴出する国際情勢をどう読み解けばいいのか。米中貿易摩擦、香港問題、中台関係、IS拡散、反・移民難民、ポピュリズムの世界的潮流などを分析。

モチベーション下げマンとの戦い方

西野一輝

細かいミスを執拗に指摘してくる人、嫉妬で無駄に攻撃してくる人、意欲が低い人……。こんな「モチベーション下げマン」が紛れ込んでいるだけで、情熱は大きく削がれてしまう。再びやる気を取り戻し、最後まで目的を達成させる方法を伝授。

朝日新書

京都まみれ

井上章一

少なからぬ京都の人は東京を見下している？　東京への出張は「東下り」と言うらしい？　古都をめぐる毀誉褒貶は令和もやまない。外国人観光客を引きつけて日本のイメージを振りまく千年の誇らしげな洛中京都人に、『京都ぎらい』に続いて、もう一太刀、あびせておかねば。

タコの知性
その感覚と思考

池田　譲

地球上で最も賢い生物の一種である「タコ」。大きな脳と8本の腕の「触覚」を通して、さまざまな知的能力を駆使するタコの「知性」に迫る。最新研究で明らかになった、自己認知能力、コミュニケーション力、感情・愛情表現などといった知られざる一面も紹介！

老活の愉しみ
心と身体を100歳まで活躍させる

帚木蓬生

終活より老活を！　眠るために生きている人になるな、精神的不調は身を忙しくして治す……小説家で医師である著者が、長年の高齢者診療や還暦での白血病の経験を踏まえて実践している「食事」「習慣」「考え方」。誰一人置き去りにしない、快活な年の重ね方を提案。

朝日新書

負けてたまるか！ 日本人
私たちは歴史から何を学ぶか
丹羽宇一郎
保阪正康

「これでは企業も国家も滅びる！」。新型ウイルスの災厄に見舞われた世界情勢の中、日本の行方と日本人の生き方もまた、かつてなく混迷と不安の度を深めている。今こそ、確かな指針が必要だ。ともに傘寿を迎えた両者が、待望の初顔合わせで熱論を展開。

SDGs投資
資産運用しながら社会貢献
渋澤 健

SDGs（持続可能な開発目標）の達成期限まで10年。渋沢栄一『論語と算盤』の衣鉢を継ぎ、楽しくなければ投資じゃない！ をモットーに、投資を通じて世界の共通善＝SDGsに貢献する方法を詳説。着実に運用益を上げるサステナブルな長期投資を直伝。

テクノロジーの未来が腹落ちする25のヒント
朝日新聞「シンギュラリティーにっぽん」取材班

AI（人工知能）が人間の脳を凌駕する「シンギュラリティー」の時代が遅からず到来する？ 医療、金融、教育、政治、治安から結婚までさまざまな分野で進む技術革新。その最前線を朝日新聞記者が国内外で取材。人類の未来はユートピアかディストピアか。

「郵便局」が破綻する
荻原博子

新型コロナ経済危機で「郵便局」が潰れる。ゆうちょ銀行の株安は兆単位の巨額減損を生み、復興財源や株式市場を吹っ飛ばしかねない。「かんぽ」に続き「ゆうちょ」でも投資信託など不正販売が問題化。郵便を支えるビジネスモデルの破綻を徹底取材。

人類対新型ウイルス
私たちはこうしてコロナに勝つ
トム・クイン
塚﨑朝子 補遺
山田美明 荒川邦子 訳

新型コロナウイルスのパンデミックは一体どうなる？ ウイルスによる過去最悪のパンデミック、1世紀前のスペイン風邪は死者5000万人以上とも。人類対新型ウイルスとの数千年の闘争史を活写し、人類の危機に警鐘を鳴らした予言の書がいま蘇る。